本気で授かりたい人のための

# 妊活レッスン

浅野和代

自由国民社

# はしがき

この本は「赤ちゃんが欲しい」と願う方へ、妊娠成立しやすい生活を「育卵」という視点で書いたものです。

「卵子の老化」という衝撃的な事実が話題になってから20年近くが経ちます。そして、不妊治療を経て妊娠・出産するご夫婦も増えたように感じています。20代から不妊治療を始める方を見かけることもあります。卵子の老化だけでは説明できないケースも増え、私は「女性のカラダに何が起こっているのだろうか」と危機感に似た感覚がありました。

私は助産師として働いているのですが、その仕事柄か、5年ほど前から同じ職場の人や友人から「なかなか妊娠しなくって……」という相談を相次いで受けるようになりました。なんとか力になりたくて、調べたり医師に聞いたりしたことを私なりにまとめてアドバイスしてきました。アドバイスを忠実に実行してくださった方たちはほとんどが妊娠成立に至っています。自分でもその引き寄せ力に驚きと喜びを感じると同時に、私がアドバイスしたことが間違っていないのだと確信しました。これが、私が「妊活コーチ」をするようになったきっかけです。

それから数年間、多くの相談を受けてきました。私が相談者にアドバイスすることは、年齢や相談された方のカラダの状態によって少し変わることもありますが、妊娠を望まれるすべての方に共通するアドバイスはいたってシンプルで、数年経ってもまったくその内容は変わっていません。なぜなら、私が助産師として毎日行っている生まれたばかりの赤ちゃんのお世話と同じだからです。赤ちゃんが、健やかに成長するように、よく飲んで、よく寝て、心地よい環境をつくる。これは、卵巣の中の卵子たちにも必要なこと。質の良い卵子を育てることにもつながるのです。

この内容を、直接の知り合いではない妊活を頑張っている方にも発信していこうと思い、それ以前からInstagramで「妊勝朝食」を発信していた私は、「コラム」という形で、アドバイス内容も一緒に発信することにしました。そして今回、ご縁あって、その内容を本にまとめることになりました。

この本に書かれている内容は、自然な妊娠を望まれる方、不妊治療をこれから始めようという方、すでに不妊治療を始めている方、どなたにとっても必要な妊活です。

妊活とは「妊娠するための活動」を意味します。クリニックでの不妊治療もそのひとつ。不妊治療というと「辛くて苦しい」というイメージを持たれる方もいるかもしれません。実際、私の相談者にも「先が見えない中、お金と時間の限界まで頑張りました」と涙ながら話された方がいました。不妊治療は、妊娠が成立するまでにかかる時間が長くなり、段階が進むほどお金がかかります。「先が見えない」状況になる前に、いかに短期集中で結果を出すかがポイントです。

この数年間、私は、知り合いの医師や不妊治療の現場で働いている助産師仲間から意見を聞き、短期集中で妊娠成立する方法を探求してきました。その結果、女性側になんらかの原因があって妊娠しづらいケースでは、妊娠成立の一番のカギを握るのは「質の良い卵子を3か月かけて育てること」、つまり「育卵」であるという結論に至ったのです。

また、この「育卵」は妊娠成立だけでなく、妊娠中の子宮内環境、ひいては生まれてくるわが子の健康にも影響します。いいかえれば、育卵仕様の生活は、将来生まれてくる子の「子育て」をしているということ。ママになるあなたがわが子に最初にしてあげられることなのです。そう考えると、ちょっとチャレンジしようかなと思えませんか。

ただ「妊娠したい」とネットで知識情報を収集しているだけでは、なかなか結果は出ません。正しい知識情報のもと、意味のある妊活をする。そして、始めた妊活を信じて3か月間、淡々とやってみることが大切です。

今までとは違う方法、違う行動をとってみれば、きっと違う結果が出るはずです。あなたの勇気ある最初の一歩が妊娠成立につながると私は信じています。

この本では、その勇気ある一歩をどう踏み出したらよいか、育卵生活の3か月をどのように過ごしたらよいか、どうマインドを維持すればよいのか、ご夫婦の話し合い術なども書いています。

育卵生活の3か月と妊娠期間の40週をあわせるとちょうど1年くらいとなりますが、「1年後、あなたはママになる！　そして、愛するパートナーはパパになる！」、そのことを実現させるにあたり、この「妊活レッスン」のメソッドをお役に立てていただければ幸いです。

助産師　浅野和代

# 『本気で授かりたい人のための妊活レッスン』　目次

## 第2章　妊娠力を高める生活習慣

## 第3章　卵子を育てる食生活

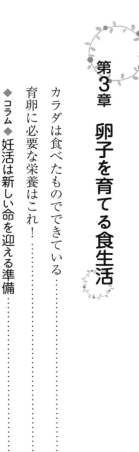

## 第4章　妊活を成功に導く「妊勝朝食」



## 第5章　血流・リンパ……巡らす力を鍛えよう

## 第6章　妊娠を導くためのマインドセット

装丁――マキスミエ
イラスト――はらゆうこ
本文・章扉デザイン――小塚久美子
本文DTP――小塚久美子、株式会社CAC
企画協力――天田幸宏（コンセプトワークス株式会社）
構成・編集協力――竹田さをり

本書に出てくる「育卵」と「妊勝」という言葉は
本書の著者・浅野和代氏の日本国内における登録商標です。

# 第1章

# 妊娠力を高めよう

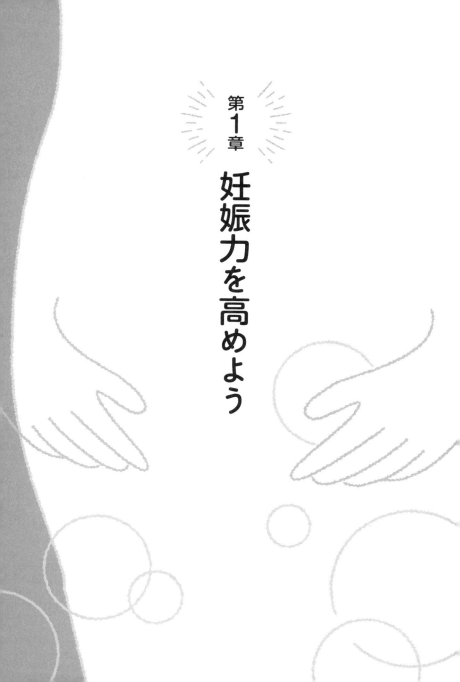

# 妊娠成立の5段階

妊娠が成立するまでのプロセスは、**「排卵準備」「排卵」「受精」「着床」「妊娠成立」**の5段階に分けることができます。順番に説明していきましょう。

## ◆1段階目「排卵準備」

卵巣には、「卵胞」という、卵子が入った袋のようなものが何十万個とあります。卵子は排卵される準備期間として約1年、排卵される4か月前に何十万個の卵胞から抜擢され、排卵前の約25日前から女性ホルモンの働きにより成熟します。その中の1個が毎月、排卵されます。

すべてのプロセスが卵巣の中で行われています。女性が何を食べて、どんな生活をしているかは、卵子の成長に、大きく、直接に影響します。

### ◆2段階目「排卵」

成熟した卵胞のひとつが破れて卵子が卵巣の外にはじき出されるのが「排卵」です。放出された卵子は卵管采《らんかんさい》にキャッチされ、卵管に送り込まれます。排卵されない、キャッチアップされないなどの流れが悪いと、不妊の原因となります。この排卵障害は女性不妊の原因で一番多いといわれています。排卵障害は、多囊胞性《たのうほうせい》卵巣、甲状腺ホルモン異常、高プロラクチン血症など、治療が必要な場合もあり、早期発見と早期治療が大切です。排卵日は、基礎体温で予測したり、排卵予定日のわかる尿検査でタイミングを計ったりすることもできますが、これら排卵障害がある場合、基礎体温や尿検査だけでうまくいかないことも多いです。

### ◆3段階目「受精」

排卵した卵子は卵管で精子が到着するのを待ちます。ここでのポイントはふたつあります。第一に、卵子と精子がタイミングよく出会って受精卵になれるかです。卵子の寿命は排卵から24時間、そのうち受精可能な時間は最初の6～8時間程度といわれます。①卵子と精子がタイミングよく出会えるか、精子が卵子のところまで到着するか、②出会っても、精子が卵子の殻を破って中に入り込めるか、③受精後、受精卵として正常に分割するかが、妊娠成立の分かれ目となります。

第二に、受精卵が分割しながら約1週間くらいで子宮へたどり着けるかです。卵管に狭い部分があると、受精卵が通れないことがあります（卵管狭窄《きょうさく》）。これが、卵管因子による不妊症で、女性側の不妊・三大原因のひとつといわれています。これを改善するために、卵管造影検査や卵管に水や空気を通す通気・通水検査などがあります。

### ◆4段階目「着床」

受精卵は子宮に入ると、排卵前から徐々にふかふかになっている子宮内膜にもぐり込み、血管の根を張ります。受精卵が、子宮内膜に根を張るチカラがあるかどうかが重要です。根を張りやすくするために子宮内膜の厚みも必要です。ホルモン注射で子宮内膜を厚くすることができます。

### ◆5段階目「妊娠成立」

最終の生理が始まって、5週後になります。なお、ここでの注意ポイントがひとつ。正

## 妊娠が成立するプロセス

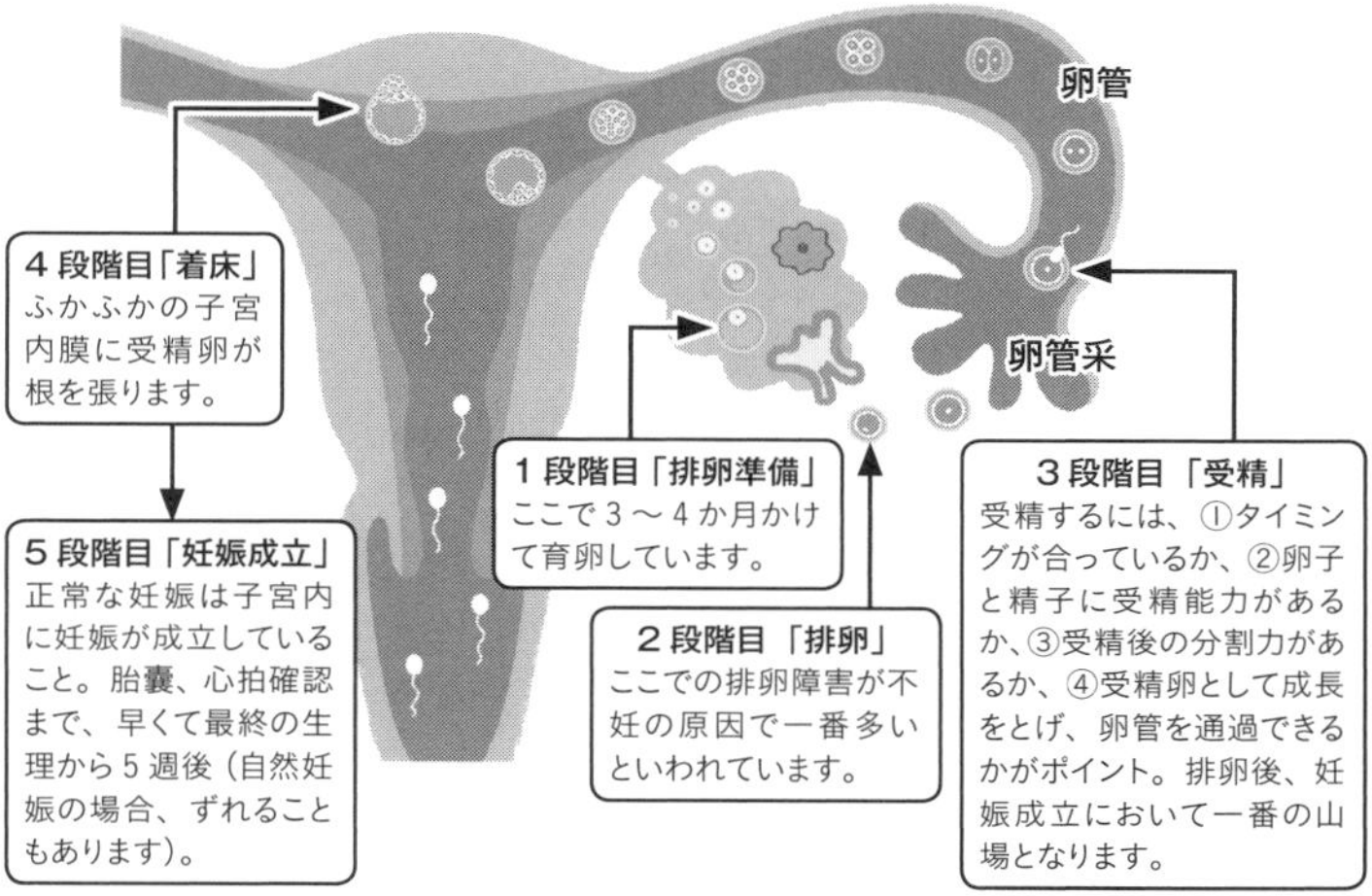

卵管
卵管采
４段階目「着床」

ふかふかの子宮内膜に受精卵が根を張ります。

５段階目「妊娠成立」

正常な妊娠は子宮内に妊娠が成立していること。胎嚢、心拍確認まで、早くて最終の生理から５週後（自然妊娠の場合、ずれることもあります）。

１段階目「排卵準備」

ここで３～４か月かけて育卵しています。

２段階目「排卵」

ここでの排卵障害が不妊の原因で一番多いといわれています。

３段階目「受精」

受精するには、①タイミングが合っているか、②卵子と精子に受精能力があるか、③受精後の分割力があるか、④受精卵として成長をとげ、卵管を通過できるかがポイント。排卵後、妊娠成立において一番の山場となります。


常な妊娠は子宮内で成立となります。しかし、子宮外で妊娠成立しても、妊娠検査薬では同じように、陽性反応が出るのです。妊娠の陽性反応が出たら、子宮内で胎嚢《たいのう》が見えているか、心拍があるか、クリニックでの確認が必要となります。

　この5段階を理解し、自分のカラダを知って、必要な妊活を見つけていきましょう。

# 不妊って病気なの？

「不妊（不妊症）」とは、そもそも、何なのでしょうか？　公益社団法人 日本産科婦人科学会は、2017年に次のように定義しています。

生殖年齢の男女が妊娠を希望し、ある一定期間、避妊することなく通常の性交を継続的に行っているにもかかわらず、妊娠の成立をみない場合を不妊という。その一定期間については、1年というのが一般的である。なお、妊娠のために医学的介入が必要な場合は期間を問わない。（出典・厚生労働省第131回社会保障審議会医療保険部会資料）

「通常の性交を継続的」というのは、月1回の排卵日だけではなく、月に数回や、週に数回などを意味しています。また、「医学的介入が必要な場合」とは、妊娠の障害となる疾患を持っていたり、過去に妊娠しにくくなるような既往歴があったりすることです。

クリニックを受診して初めて、排卵因子、卵管因子、着床因子など治療が必要な病気、原因が見つかる場合もあります。ご夫婦の年齢によっては1年も様子を見ていたら待ち過ぎの場合もあるので、早めのクリニック受診・治療がおすすめです。なぜなら一般的に、加齢により、妊娠の障害になる病気や原因の発症リスクが高くなり、35歳ぐらいから、**「卵子・精子の老化」**が浮上してくるからです。

**「卵子・精子の老化」**とは、卵子・精子の**「質の低下」**を意味し、これが妊娠成立に大きく影響します。最新の不妊治療でも、卵子のアンチエイジングには限界があります。また、「若ければ大丈夫」というわけではなく、卵子の老化は20代でも少しずつ進んでいて、顕著にあらわれるのが30代後半から40代ということです。健康な方でも、何の症状も出ないまま気づかないうちに不妊症になっていることがあるのです。

不妊自体は病気ではありません。不妊とは、カラダが妊娠しづらい状態、妊娠する力が低下している状態になっていることをいいます。さまざまな身体的機能が低下する老化を病気とはいわないのと同じです。

世間の不妊に対する認識には、かなり偏りがあるような気がします。不妊は病気である、だから、治療が絶対に必要である——という考え方。もしくはその逆で、なかなか妊娠しなくても、妊娠は自然の摂理であるから、いつか妊娠する——といった両極端な認識です。

不妊は病気であると考えている方の中には、原因がわかって治療を受ければ、すぐに妊娠すると誤解されている方も少なくありません。また、妊娠を自然にまかせている方は、結果的に何年経っても妊娠せず、勇気を出して、クリニックを受診したとき、現実を目の当たりにし、もっと早く治療を始めていたらよかった、と後悔する方も少なくありません。

不妊を病気ととらえ、不妊治療すれば妊娠するといった期待は、落胆につながります。また、自然妊娠を目指す方も、後々、後悔してほしくありません。ぜひ、これを機に不妊という妊娠しづらい状態を、クリニックを受診して、客観的に見える化しましょう。妊娠成立を妨げる原因があって、どんな治療が必要なのか。原因がなく、このまま自然にまかせてもいいのか。クリニック受診の結果に基づいて、その上で、妊娠力を高める正しい知識を得て、あなたに必要な妊活を明確にすることが大切です。

# クリニック受診のすすめ

妊娠するための一番の秘訣は、何でしょうか。それは、ひと月でも早く質のよい卵子と質のよい精子をベストなタイミングでマッチングさせること。そして、愛の結晶である受精卵を子宮内膜にしっかり着床させること。私は「すぐにでも妊娠したい」とご相談をいただいたときには、「まずはクリニックを受診しましょう」とお伝えしています。

加齢により、卵子の質が下がるだけでなく、数も減っていきます。妊娠を確認できても、遺伝子に異常があったり、流産してしまったりなど、妊娠や赤ちゃんに関するリスクは高くなります。また、妊娠を妨げる原因となる子宮内膜症、子宮筋腫など、婦人科の疾患も増えてきます。その場合、クリニックを受診して不妊治療のチカラを借りることはかなり有効で、クリニック受診とクリニック選びが妊娠成立に向け大きな分かれ道になるのです。

たくさんの不妊治療クリニックがありますが、ご夫婦に合うクリニックを選ばなくてはなりません。そのクリニックで有限である時間とお金を費やすことになるからです。

クリニック受診の目的はふたつ。①妊娠しづらい原因と状態を徹底的に（細胞レベルまで）知ること、②不妊治療を含めたあなたに必要な妊活を明確にすること、です。

①「妊娠しづらい原因と状態を徹底的に（細胞レベルまで）知ること」についてですが、一般社団法人 日本生殖医学会では不妊の三大原因は、排卵因子（排卵障害など）、卵管因子（卵管狭窄、閉塞、癒着など）、男性不妊因子（造精機能障害、性機能障害、精路通過障害など）と発表しています。

ところで、もし、妊娠しづらい原因があるとしたら、はたして気づくでしょうか？ 原因があっても生理はあるし、目に見えないところで起こっていることなのでわからないと思います。唯一、これらを知るための方法はクリニック受診しかありません。

②「不妊治療を含めたあなたに必要な妊活を明確にすること」についてですが、これも、妊娠しづらい原因がある場合、それを知り、どのような治療が必要か明確にするには、受

診したクリニックでしかできないことです。年齢に伴う卵子の質、精子の質、ホルモン値、生理周期、ベストなタイミング、マッチングの確率、着床の確率など、かなり個人差がありますが、これらも治療でサポートすることは可能です。しかし、あくまでもサポートです。これら個人差のベースは、生活習慣や食習慣などが影響し、反映されたものであるため、おうちで行うあなたの妊活が最も大切なのです。原因があるかないかを明確にする。その上で、治療が必要な場合も自然妊娠を目指すにも、妊娠成立に効果のある妊活を見極めるために、クリニック受診が必要なのです。

クリニック受診の必要性がわかったら、次はクリニック選びです。実は、クリニックを選ぶにあたって、そのクリニックでは、どのような治療が受けられるかを知る必要がありまます。治療には、大きく分けて３つのステップがあり、そのすべてを受けられるクリニックかどうか、その３つのステップのどこから始めるかが大切になってきます。それによって必要となる時間とお金が大きく違うため、くれぐれもひとりで決めず、パートナーとの話し合いも必要になってきます。

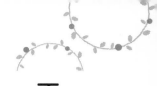

# 不妊治療の3つのステップとクリニック選び

不妊治療の３つのステップについてお話しをします。自然妊娠に近い方法から、**①タイミング法、②人工授精、③体外受精（顕微授精も含む）**があります。不妊の原因と状態を細胞レベルまで検査をした上で、その結果、ドクターと相談して３つのステップから選びます。３つの治療は、それぞれ、卵子と精子をマッチングさせる方法と場所が異なってきます。

**①タイミング法**

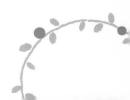

卵子の受精可能な時間を予測して、その時間内に夫婦で性交渉をすることで妊娠する確率を上げる治療です。超音波（エコー）検査で卵胞の育ち具合を見て、排卵するタイミングを見極めます。服薬や注射をすることもあります。一番妊娠しやすいのは、排卵日の３

日前から排卵日の翌日までなどといわれていますが、これは、精子が女性の体内で生存し、受精が可能な期間であって、卵子だけに限っていえば、受精可能なのは排卵されてから8～12時間くらいといわれています。そこに性交渉のタイミングを合わせて確率を上げていきます。マッチングの方法は、性交渉。卵子と精子が出会う場所はカラダの中。最も自然妊娠に近い方法です。

### ②人工授精

タイミング法でなかなか妊娠しない場合、次に行うのが人工授精です。人工授精とは、排卵日に、パートナーが自分で採取した精液をクリニックに持参し、それを、膣《ちつ》から注入する方法です。遠心分離器にかけて選抜した精子のみを注入するクリニックが多いです。卵子と精子が出会うのはカラダの中。クリニックによって違いますが、1回の費用は検査料も含めて3万円くらいです。人工授精もタイミングが大切なので、タイミング法と同じく排卵しやすくするために服薬・注射をすることもありますし、卵胞の育ち具合をチェックするために、クリニックに何回か通う必要があります。

最近、人工授精を家で行うセルフ人工授精＝「シリンジ法」を試されるご夫婦も増えてきました。精子を採取する容器、それを吸い上げ、注入するシリンジ（注射器）など、キットになっているものを1万円前後で購入。そのキットを使って精子を採取し、排卵のタイミングを見計らって、ご夫婦で、もしくは自分で膣内に精子を注入する方法です。服薬・注射はありません。卵胞の育ち具合や、排卵状況を確認することはできませんが、クリニックに通う時間がない方や、排卵日EDのように、排卵日にパートナーがプレッシャーを感じるといったご夫婦が自宅で人工授精を行う方法です。

人工授精は、卵子のところまで精子が自力で到達する道のりを、シリンジ注入によってサポート&ショートカットし、タイミング法よりも確率を上げる方法です。しかし、マッチングの（卵子と精子が出会いやすくする）確率を上げるだけで、受精するところまでクリアしているのかどうかはわかりません。妊娠成立に至らなかった場合、妊娠成立の5段階のうち、どこをクリアできていないのか、どこに支障があるのか明確にできません。これを見える化し、妊娠成立の5段階のうち、どこをクリアできていないのか、どこに支障があるのか明確にし、どこにフォーカスして治療・サポートするか……、次の選択肢としてあるのが体外受精です。

### ③体外受精

卵巣から採卵した卵子と、パートナーから（基本、セルフで）採取した精子を体外で受精させ、培養し、成長した受精卵を子宮内に戻す方法です。受精は、採卵した卵子に精子を振りかける方法と、顕微鏡を使って卵子に針を刺し、その針から精子を注入し、受精を促す方法があります。受精後、培養液に入れて、分割を促します。採卵するのは1個ではなく、一度に採卵できるのであれば何個でも採卵します。そして、採卵した卵子すべてを精子と受精させ、一度に何個も受精卵として分割が順調に進んだ場合、凍結といって受精卵を完全に凍らせて保存することもあります。分割の状態によっては、新鮮胚《はい》といって、その周期ですぐに子宮内に戻す場合もありますが、凍結した受精卵を子宮に戻す際は、子宮に着床しやすいように、服薬や注射で子宮内膜を厚くし、タイミングや状態を見計らって受精卵を子宮に戻します。これを移植といいます。

この顕微授精は、採卵、受精・分割・保存・移植において最新の技術サポートが得られます。卵子と精子が出会うのは、体外。1回の費用は、検査から採卵、受精、凍結、移植までの一連の治療とその間の薬、注射も含めて1周期いくらと決まっているクリニックもありますし、段階ごとに治療費が分かれているクリニックもあります。1回あたりの費用は、安いところで採卵から凍結まで30万~40万円くらい、高いところで1周期60万円以上。治療の内容によっても異なってきます。治療のステップが上がれば上がるほど、一連のサポートが必要なほど、お金がかかります。自然に近いタイミング法から人工授精、体外受精へと進めていくことをステップアップといいますが、年齢によっては、体外受精からトライしたほうが時間とお金を無駄にしなくてすむ場合もあります。

妊娠成立という結果を最短で出すために治療の正しい選択と、その治療で最大限の効果を出すためにベースとなる妊活が必要です。受診するクリニックにより、受ける治療内容、かかるお金、かかる時間も違います。どのステップから治療を始めるのか、どこまでステップアップするのか。まずはそれぞれのステップの治療内容を理解し、ご夫婦で妊娠成立までどのように目指したいか、どこまで頑張るか、その本気度を夫婦で話し合って一致させておくことが大切です。

# 不妊治療と妊活をどう受けいれるか

期待と不安が入り交じり、最初の一歩であるクリニック受診に葛藤がある方が多いようです。受診や不妊治療をどう考えたらいいのでしょうか。

妊活を頑張っていてもなかなか妊娠しなかったら、誰に相談しますか？　パートナーですか？　お友だちですか？　お母さんですか？

私が知る限りでは、誰にも相談をせずに黙々とひとりで頑張っている方も多いように思います。妊娠できないカラダだと知られたくない、自分でも認めたくないという気持ちが働くのでしょうか。女性としてのプライドが傷つけられるような気持ちになってしまうのかもしれません。

ここで不妊症と妊活、不妊治療について少しお話ししましょう。

私の相談者に、どんな妊活をされていますかとたずねると、「体温を測っています」「カラダを冷やさないようにしています」「ヨガをしています」と、多くの方が3つから5つくらい挙げられます。一般的に、妊活とは「妊娠するための活動」をいいます。あなたが常日頃、妊娠するために行っている活動はすべて妊活です。

不妊治療とは、「不妊症の方が妊娠を目的に治療すること」をいいます。不妊治療も妊活のひとつに含まれます。たくさんある妊活の中で、一番妊娠成立に直結していて、一番結果が出やすい妊活だといえるでしょう。しかし、不妊治療を行うには、時間とお金がかかります。妊娠するチャンスは月に1回、限られた数日間だけ。その1回に何十万円という単位でかかることもあります。時間とお金をかければかけるほど、期待が大きくなり、妊娠しなかったときのショックも大きくなるのです。不妊治療を受けている方の4分の1が40歳以上の方です。皆さん、お金と時間の限界まで頑張っています。そのため「不妊治療は、辛くて苦しい経験でした」とおっしゃる方も少なくありません。

そんなふうに「辛くて苦しい」かもしれない不妊治療をどのようにとらえたらよいので

しょうか？

不妊治療、特にお金がかかる体外受精においては、一番妊娠に直結しており、有効な妊活であるものの、治療だけに期待し過ぎないことが大切だと私は思います。理由のひとつに、自然に妊娠する確率は20代後半から30代前半の夫婦の場合20〜30％。35歳をターニングポイントとして自然に妊娠する確率が急に低下していき、40歳を過ぎると10％以下になってしまう。不妊症とは、自然妊娠する確率よりもさらに妊娠する確率が低いカラダの状態です。その状態を不妊治療によって、自然妊娠の確率に近づけるというイメージだからです。例えば40代の場合、10％以下の妊娠確率を不妊治療によって10％に近づけるというイメージです。また、加齢に伴い、何回も不妊治療に挑戦しなければ確率を上げることができないにもかかわらず、やっと妊娠成立しても流産の確率も高くなるのも事実。まず、この事実を受けいれた上で、どこまでやるか……それを、ひとりで決めないこと。きちんと夫婦で話し合い、ふたりで決めることが一番大切だと思います。そして、もうひとつ。妊娠できないからといって自分を責めないこと。誰も悪くありません。誰のせいでもありません。妊娠する方法の選択肢として不妊治療を柔軟に受けいれることができたらいいですね。

## 質のよい卵子とは？　卵子のエイジングケア

妊娠成立の5段階をすべてクリアするには、1段階目「排卵（採卵）準備」で卵子の質がどれだけよい状態かがカギとなります。卵巣の中で卵子をしっかり育てること、つまり「育卵」が大切になってくるのです。「卵子の質」は、自然妊娠でも不妊治療でも結果に大きく影響します。

また「卵子の質」は「卵子の老化」に大きく関係しています。そして「卵子の老化」は、最新の不妊治療を受けても限界があります。老化というと、年齢には逆らえないから仕方がないと思われるかもしれませんが、その老化をゆるやかにして現状を維持することは可能です。卵子の老化には、①活性酸素による酸化ストレスと、②過剰な糖摂取による糖化ストレスが大きく影響しているのをご存じでしょうか。

ここで、卵子の老化の原因となるふたつについて説明しておきましょう。

## ①卵子の酸化

活性酸素とは、細胞を酸化＝さびさせてしまう毒性のある酸素のこと。呼吸をするだけでも、約1％の酸素が体内で活性酸素に変化しています。食生活、生活習慣、ストレスなどでこれが増え過ぎてしまうと、病気を引き起こすきっかけになったり、老化を促進したりします。卵子も同じです。卵子は、一生入れ替わらない、再生されない細胞です。ですから、卵子は女性が生まれたときからずっと酸化ストレスを受け続けています。この酸化ストレスによって、卵子を内側から傷つけ、ＤＮＡなどを攻撃するといわれています。また、卵子の中に存在するミトコンドリアも酸化ストレスによって変異し、正常な機能を保つことが難しくなります。卵子の老化とは、卵子の数が年齢とともに減るだけでなく、このような酸化ストレスによって起こる卵子の質の低下も指します。

## ②卵子の糖化

糖化とは、食事で摂り込まれた糖質（炭水化物）が、血液中のブドウ糖（血糖）になり、カラダの組織をつくるタンパク質とともに体温によって温められることによって結合することです。糖化によってタンパク質に変化が起こり、組織を硬く、もろくするなどダメージを与えてしまいます。卵巣も卵子も糖化ストレスによりダメージを受けます。食べ過ぎは老化を促進するといいますが、卵子の老化にも影響を与えます。排卵障害の原因である多嚢胞性卵巣症候群がこの糖化ストレスと関連があるといわれています。

血糖は、健康な人でも食事を摂れば高くなりますが、これを感知すると膵臓《すいぞう》からインスリンというホルモンが分泌され、高くなった血糖を下げようとします。食後の血糖値が乱高下することを「グルコース・スパイク」といいますが、アップダウンがあればあるほど、カラダは糖化ストレスによるダメージを受けます。グルコース・スパイクを意識した血糖コントロールが必要になってきます。

では、質のよい卵子とは、どういう卵子なのでしょうか。卵子の質を評価する明確な基準、定義はありませんが、ひと言で言い表すとしたら、質のよい卵子とは、妊娠成立に至る卵子。その条件として次の4つの力が必要だと思います。

**①成長力**＝卵巣の中で莫大なエネルギーと栄養を蓄え、美しい性状、正常な大きさに育つ力。

**②受精力**＝精子とマッチングした瞬間の反応力、瞬発力。これは、ミトコンドリアからの

莫大なエネルギーが関与。

**③分割力**＝卵子が精子とマッチングした瞬間から分割を繰り返し、成長し続ける力。継続的なミトコンドリアからのエネルギー供給と、そのエネルギー供給のために十分な栄養が必要。

**④着床力**＝成長した受精卵自体が子宮内膜に根を張る力。排卵前から卵子たちが出しているホルモンによって、根を張りやすく子宮内膜を厚くふわふわにする力。

この４つの中で、とりわけ大切なのが、①成長力です。②受精力、③分割力、④着床力は、この成長力がどれだけパワフルかによって決まるといってもよいくらいです。卵子が成長しているかは、血液検査のホルモン値や、内診の経腟エコーで、肉眼的に確認できます。ただ、肉眼的に卵子が大きくなっていても、受精力、分割力、着床力につながり、妊娠成立の５段階（16ページ）すべてをクリアする力を持っているかはわかりません。卵子にこの４つの力すべてが備わっているかは、採卵して、精子とマッチングをさせて、初めてわかることです。体外受精が有効なところは、その卵子に受精力、分割力、着床力につながる成長力を持っているか、妊娠成立の５段階のどこがクリアできていないか、このふたつを見える化することで、妊娠成立に至らない原因がわかり、そこにフォーカスした治療方法、必要な妊活がわかるのです。

知り合いの胚培《はい》養士さんから聞いたのですが、質のよい卵子は、顕微授精時に受精卵に成長するかどうか、見ただけでわかるそうです。質のよい卵子は美しいオーラをまとっていて、形状がきれいで、外側の殻の凸凹がなく、なんとなく光り輝いているらしいのです。この美しいオーラをまとうには、なんといっても卵子の成長力が決め手だと思います。

4つの力の中で、先ほどお話しした酸化ストレスと糖化ストレスの影響を最も受けるのが、「成長力」です。成長力は、ベースとして、排卵するまでに、どれだけの酸化ストレス、糖化ストレスにさらされてきたか、その「ストレス度合い」と「時間（年月＝年齢）」によって決まります。そのため、年齢を重ねるほど、卵子もストレスを受け続けてきた時間が長くなるため、ベースの成長力は低下します。ただ、同じ年齢でも卵子の質に個人差があるのは、そこまでに受けてきた「ストレス度合い」が違うからです。人間は、生まれてから生きている限り、この酸化ストレス、糖化ストレスからは逃れられません。これが、加齢による老化に当たります。卵子はほかの細胞と違い、不可逆的（元に戻らない）であり、精子のように新しくできるものでもありません。今月、排卵される卵子は、あなたが生まれる以前、あなたが胎児のときから、あなたの卵巣の中で生活を共にしています。ということは、今に至るまで、あなたが受けてきたストレスを一緒に受け続けていたことになるのです。それに加え、多くの卵胞の中から選抜され、排卵準備過程に入る卵子は、卵胞内でも活性酸素が発生し、多大なる酸化ストレスを受けるといわれています。卵子の成熟障害（卵子が育たない）は、排卵されるときの年齢まで共に受けてきた酸化、糖化ストレスと排卵準備段階の酸化ストレスにより起こるといわれてます。

では、どうしたら大切な卵子を老化から守れるのでしょうか。お肌のシミやしわに直接薬やクリームを塗ったりするようなことは、卵子にはできません。最新の高度生殖医療をもってしても、卵子を若返らせることはできませんが、老化を遅らせることはできます。それは、酸化ストレス、糖化ストレスを軽減する食生活・生活習慣の改善とミトコンドリアの活性化です。また、考え方として、卵巣という器官、卵子という一細胞だけではなく、カラダ全体の健康や老化ととらえること。抗酸化力を高める食生活や生活習慣を実施し、カラダ全体のエイジングケア＝健康が、卵子のエイジングケアにつながるのです。

# 精子の老化とエイジングケア

ご存じかと思いますが、不妊の原因は女性のみにあるのではありません。不妊の40～50%は男性側に原因があるといわれています。男性側の不妊の約80%は精子を正常につくることができない造精機能障害によるもので、精巣の中で運動性が良好な精子をつくる機能が低下していると考えられています。

ひと昔前までは、その半数以上は原因不明といわれていましたが、最近では、男性不妊のリスク因子となるものも徐々にわかってきましたし、治療や改善方法も知られるようになってきました。このリスク因子となるものは、卵子の老化のリスク因子と同じで、「加齢による精子の老化」「活性酸素による酸化」と「砂糖の摂取量の過多による糖化」、そして「仕事のストレス」です。「男は何歳でも子どもをつくることができる」といわれていましたが、「加齢による精子の老化＝精子の質の低下」は起こり、女性と同じく35歳がターニングポイントとなります。精子の質も、肉眼ではわからず、クリニックを受診して、初めて精液中の精子の有無、数、運動性、奇形の有無などを精液検査で明確にすることができます。女性に「生理があれば妊娠できる」という誤解があるように、男性にも「性交渉ができれば大丈夫」「射精ができれば大丈夫」という誤解があります。

女性と男性とでは、大きく違う点があります。女性の卵子は、胎児だったときから日々、多くの数が減っていき、不可逆的で、新しくつくられないのに対し、精子は毎日新しいものがつくられているのです。その数、1日5000万~1億個。精巣では「精原細胞」から「精子」までに成熟されるのに約74日間かかるといわれており、加えて睾丸《こうがん》で2週間ほど待機します。つまり、精子の準備期間は約3か月かかるということ。ちょうど卵子の排卵準備期間と同じくらいです。

男性不妊のリスク因子としては、加齢、喫煙、過食、アルコール摂取、心理的ストレスなどがかかわっていることが明らかになってきました。ほかにも、肥満、高温環境、スマホなどによる電磁波も精子の質を低下させる要因として報告されています。つまり、男性不妊の場合も「精子のエイジングケア」が必要なのです。

また、男性と女性で違う点でもうひとつ挙げられることは、女性はカラダを温めたほうがいいのに対し、男性は精子が熱に弱いのでクールな状態を保ったほうがいいということです。そのため、男性の妊活においては、長風呂やサウナはあまりよくありませんし、下着もブリーフのように体温をこもらせるものよりトランクスのように風通しがよいもののほうがいいでしょう。膝の上にパソコンをのせて操作するのも、熱と電磁波の点からおすすめしません。薄毛や脱毛を気にしてＡＧＡ治療をしたり、育毛剤を使ったりすることも不妊のリスクを高めるといわれています。

男性側に原因がある場合、女性だけが頑張っても、妊娠が成立しないだけでなく無駄な時間を過ごすことにもなってしまいます。ぜひ「ご夫婦で一緒に取り組んでほしい」と切に願います。しかし、現実問題、不妊離婚もあるように、男性と女性とでは「不妊」についての認識や「妊娠」に対しての思いや、気持ちに温度差があるご夫婦が多いようです。そこをどう埋めていくか、どう話し合いに持っていくかは、妊活中とても大切な要素です。そのポイントも含め、「妊活中の夫婦間のコミュニケーション術」についても、後ほどお伝えしましょう（221ページ）。

# 卵子の老化を防いでくれるホルモン

「育卵」には、強い味方になってくれるアンチエイジング・ホルモンがあります。そのホルモンの名は「**メラトニン**」。メラトニンは良質な睡眠を得るのに欠かせない「睡眠ホルモン」とよばれたりしていますが、私は「妊活の神ホルモン」といっています。メラトニンは卵胞液中で最も強力な抗酸化作用を発揮し、特に排卵時の酸化ストレスから卵子を守ってくれます。アメリカではかなり前から、不妊治療薬としてメラトニンが使われてきましたし、今では日本でもメラトニンのサプリメントが販売されています。

メラトニンの分泌を促進するには、メラトニンの前身にあたる神経伝達物質の「**セロトニン**」を体内で増やす必要があります。セロトニンが分泌し始めてから14～16時間くらい経過すると、メラトニンに変化するのです。セロトニンは「幸せホルモン」などとよばれ、

「心のバランスを保つ」といわれており、妊活中の気分の落ち込みやイライラの軽減にも効果が期待できます。

セロトニンは、ストレスに対しても強い味方になってくれます。妊娠成立とストレスは大きく関係していますから、妊活中には欠かせない神経伝達物質となるわけです。神経伝達物質というと、脳に関係している物質で、生成・分泌のコントロールは不可能と思われがちですが、セロトニンに関してはそうではありません。実はセロトニンは脳内よりも「第二の脳」といわれている消化管である腸に90％も存在しています。そのためセロトニンの生成・分泌は腸内環境に大きく影響され、腸内環境を整える生活習慣や食事によって促進できるのです。具体的な方法は後で詳しくお話しすることにしましょう（181ページ）。

# 妊活の救世主・ミトコンドリア大作戦

卵子がエネルギーに満ちあふれ、光り輝き、美しいオーラを醸し出すために必要な「成長力」を備えられるよう、育てるにはどのようにすればいいでしょうか。

それには、卵子がすくすく育つように、卵巣内の環境をよくすることが大切です。これは、あなたの卵巣で育っている卵子、ゆくゆくはわが子になる卵子のために、あなたにしかできないことです。エネルギーに満ちあふれた成長力ある卵子は、受精力も兼ね備えています。そのカギを握るのが、細胞ひとつひとつに存在してエネルギーの発電所となる**ミトコンドリア**。私は、ミトコンドリアは妊活の救世主だと思っています。

ミトコンドリアは、精子とマッチングした瞬間の反応力＝瞬発力と、マッチングした瞬間から分割を繰り返し、成長し続けるチカラ＝分割力の源になります。人間のカラダは、

60兆個ともいわれる細胞が集まってできていますが、元はひとつの受精卵から出発しています。卵子から受精卵に変化する瞬間は、生命誕生の瞬間。受精の瞬発力と分割し続ける持続力は、ひとつの卵子から受精卵へ、そしてあなたの赤ちゃんへと成長させるために必要な力であり、そのエネルギー源となるのがミトコンドリアなのです。

ミトコンドリアは人体に60兆個あるといわれる細胞のひとつひとつに存在し、特に赤い筋肉部分に多く存在しています。心臓、肝臓、腎臓といった臓器によって、その細胞内に存在するミトコンドリアの数には、数十個から数千個と大きく違いがあります。心臓の細胞ひとつに存在するミトコンドリアの数は3000個といわれていて、ほかの器官と比べ物にならないくらい多く存在しています。卵子はひとつの細胞としては人体最大で、心臓の細胞1個に3000個のミトコンドリアが存在するのに対して、卵子1個の細胞に存在するミトコンドリアの数は、なんと10万個！　卵子はケタ違いにミトコンドリアが多いのです。ちなみに1個の精子には、ミトコンドリアが十数個と、これまたケタ違いに少ないのです。そのため、精子は卵子のところにたどり着いたときにはエネルギーを使いはたしていて、その後の受精、分割については、女性側の卵子の受精力、分割力に100％委ねられるのです。

ですから、卵子の受精力、分割力のふたつの力を維持するためにも、継続的なミトコンドリアからのエネルギー供給が必要となり、そのエネルギー供給のために十分な栄養を摂ることが必要になってくるのです。

「体外受精に挑戦したけれど受精しなかった」「分割しなかった」という場合、ミトコンドリアからのエネルギー不足も関与しているのではないかと思います。

ミトコンドリアも加齢とともに数が減ってきますし、機能も低下します。しかし、活性化させることは何歳になっても可能です。その方法については第3章で詳しくお話ししましょう（141ページ～）。

# ○○だけをやっていても育卵効果は高められない

インターネットやSNSで「妊娠力」という言葉をよく目にします。妊娠成立の確率を上げる意味合いを「妊娠力を高める」などと表現しているようです。しかし、助産師である私から見て「本当に意味があるのかな?」と疑問に思うような情報もあります。ブログやSNSで、今やっている妊活とその効果などを主観的に発信しているものを見かけますが、根拠がないように思えて仕方がないこともあります。

私は、妊活の個別相談を受ける方に「今取り組んでいる妊活を教えてください」とお聞きしています。多くの相談者は「サプリメント、漢方、ヨモギ蒸し、鍼灸、スポーツジムに通っている、ダイエット、ファスティング」などのうち、平均して2~3個を挙げてくれます。「その妊活は何をきっかけに始められたのですか?」と聞くと、ほとんどの方が

「ネットで見つけて効果がありそうだなと思って始めました」とおっしゃいます。ネットで見つけて、なんとなく「よさそう」と感じたもので「これならできそう」と思って手軽にできそうな妊活をやってみる。少しやってみて結果がすぐに出ないとそれはやめて、またネットで新たによさそうな妊活を見つけては始めてみる。1か月、つまり月経1周期程度やって、妊娠しなかったからやめてしまう、新しい妊活に変えてしまう方が多いように思います。それを繰り返し、知らない間に時間とお金を無駄に費やしてしまったというケースも少なくありません。

「妊娠力」は、ピンポイントで何か「ひとつだけ」をやっていても高められません。野球で三割打者になるために、一流選手がやっている練習をちょこっと何か「ひとつだけ」自分の練習に取り入れても結果は出せないのと同じです。

知っておいてほしいのは、妊活を始めてもすぐに育卵効果・結果は出ないということです。自然の月経周期で毎月1個の卵子が排卵されますが、この1個が排卵されるには、たくさんの原始卵胞たちが約1年も前から準備を始めます。卵巣の中で眠っている卵胞の元となっている原始卵胞（0・03ミリメートル）が、一次卵胞、二次卵胞、胞状卵胞、成熟卵胞（約20ミリメートル）へと順に大きく育ちます。原始卵胞から一次卵胞までは約170日、一次卵胞から二次卵胞、胞状卵胞、成熟卵胞を経て排卵されますが、二次卵胞から排卵までには約85日かかります。多くの二次卵胞から、いくつかの胞状卵胞に育った中で、ホルモンの影響を受けやすいものだけが約2週間かけて成熟卵胞となり、その中でも、さらにホルモンの影響を受けやすく、一番大きく育った卵胞が主席卵胞となります。自然妊娠では、この主席卵胞が約20ミリメートルの大きさに育ったとき、液体の入った袋が破れ、中の卵子が排卵されます。卵子は約0・1ミリメートルの大きさです。不妊治療で採卵する際は、主席卵胞だけでなく、注射や薬で卵巣を刺激して、目視できる卵胞から、可能な限り採卵されます。

ここでのポイントは、原始卵胞から一次卵胞に育つまでは、ホルモンの感受性は低く、さほどホルモンの影響は受けません。自力で育ちます。二次卵胞から胞状卵胞まで成長する際は、徐々にホルモンの影響を受け始め、胞状卵胞から成熟卵胞に成長する排卵2〜3週間前はダイレクトにホルモンの影響を受けます。自然妊娠を目指す場合は、この過程をすべて自分の卵巣の中で、自分のホルモンを使って、卵胞を育てあげ、排卵から着床までたどり着かなければいけません。体外受精の場合は、二次卵胞、胞状卵胞を成熟卵胞に育てるためにホルモン注射や薬を使って、可能な限り多く、大きく育った成熟卵胞を採卵できるようにサポートされます。しかし、二次卵胞から胞状卵胞までの約2か月以上の成長過程では、徐々にホルモンの影響を受け始めるとはいえ、自然妊娠と同じく、いかに自分の卵巣の中で、自分のホルモンを使って、質の良い卵子になる卵胞を育てるかがカギとなってくるのです。これが「育卵」であり、最低でも必要な妊活期間になります。私が、妊活を始めてもすぐに育卵効果・結果は出ないとお話ししたのも、ここにあります。ぜひ、新しく妊活を始めたら、今、卵巣の中で育っている卵胞が3か月後、質の良い卵子に育つと信じて「育卵」生活を続けてほしいです。

私の相談者の中には、3か月間、淡々と妊活プログラムを頑張った結果、卵巣内に残っている卵胞数の指標となるAMH（アンチミューラリアンホルモン）値が改善した方がいます（AMH値はなかなか改善できません）。また、採卵したところ、凍結受精卵のグレードについて、医師から「偏差値75の受精卵を凍結することができました。ここからは、私たちがしっかりサポートしていきます」と言ってもらえたという方もいます。

では、3か月間どんな妊活をしたらよいのでしょうか。妊活の優先順位の高い順に①マスト妊活、②ベター妊活、③モア妊活の順で生活に取り入れてみてはいかがでしょうか。

**【マスト妊活　☆☆☆】早寝早起き、育卵のための高タンパク・抗酸化・抗糖化を意識した食事内容、食事のとり方、水分摂取**

妊娠を望まれるすべての方にやってほしい妊活です。快眠・快食・快便へシフトした食べ物・生活スタイルです。まずは1週間から10日間続けることで、その後も習慣的にできるようにしてください。「できるかな、意味があるのかな？」などと疑問を持たず、まずは行動に移し、淡々と続けることが大切です。習慣化すればモチベーションに頼らなくてもできるようになります。マスト妊活は、適正体重になったり肌の調子がよくなったりと、美しくなれる習慣でもありますから、さっそく今日から実行し継続していってください。

**【ベター妊活　☆☆】時間に余裕をもった生活リズム、湯船に浸かる、イメージトレーニング、深呼吸、ストレス発散、調味料・食材にこだわる、発酵食材・食物繊維を摂る、ストレッチ、歩く、階段を使う、夜の食事習慣（軽め・遅い時間に食べない）、散歩、セックス**

ホルモン・自律神経・酵素の3つのバランスを整える食べ物・生活スタイルです。マスト妊活で妊娠力のベースアップを図り、その妊娠力をさらに高めていきます。マスト妊活の内容に加えて「少し意識してみる」「プラスアルファ」でできるのがベター妊活です。妊娠しづらい状態はさまざまなので、そのあたりを考慮した妊活になってくると思います。

## 【モア妊活　☆】アロマ、ヨガ、マッサージ、下着選び、授かり旅行など

モア妊活は、絶対にやらなければならない妊活ではありませんが、取り入れたらもっと効果・結果が得られるものです。個人の好みでできる妊活だと思ってください。アロマやマッサージなど、パートナーと一緒にできることもあります。

不妊治療クリニックの受診という妊活は、不妊治療を受けるか受けないかは別として、しっかりと、現時点の妊娠しづらい状態を把握するには、絶対に必要なのでマスト妊活に入ります。妊娠しづらい状態を明確にした上で、マスト妊活＋ベター妊活を行い、自分の好みでモア妊活を加えてください。次章からはマスト・ベター・モア妊活を生活に取り入れた「育卵生活」についてお話ししていきます。

# 第2章

# 妊娠力を高める生活習慣

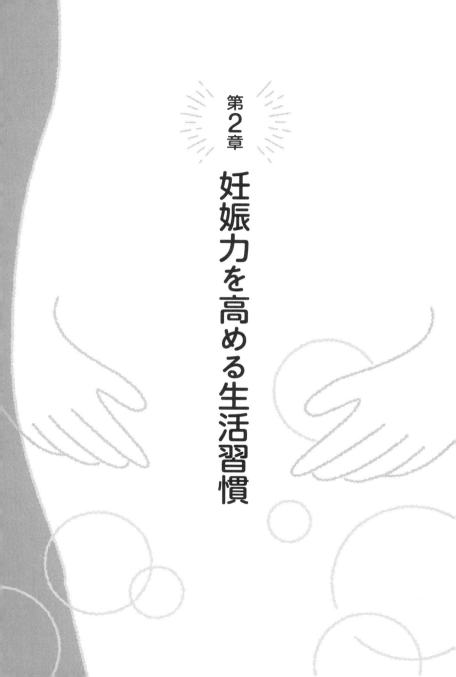

# 妊活とは「育卵生活」

毎月、排卵される卵子の数はたった1個。女性は100万～200万個の卵子を卵巣の中に持って生まれてきます。それが思春期ごろには20万～30万個に減り、生理のたびに数百～1000個の卵子が減っていきます。毎月1000個減るとすると、1年で1万2000個、10年間で12万個も減ってしまう計算になります。

初潮から何年経ったから何個くらい残っている――というのは計算できなくもありませんが、個人差があるので計算すればはっきりした数がわかるというものでもないのです。そこで、卵巣の中にどれだけ卵子が残っているか目安となる検査があります。AMH検査です。生まれた瞬間から年月を重ねた分だけ卵子の数が減っていきますから、年齢とともにAMHの値は低くなります。だからといって年齢が高くAMHの値が低いと授かれないのかというと一概にそうではなく、ＡＭＨの値が低くても妊娠する方もいます。ＡＭＨの値が低くても、妊娠にまで至る卵子が1個でもあれば妊娠できる可能性があるということなのです。

毎月排卵される1個の卵子が、愛するパートナーの精子とめぐり会い受精卵になれば、わが子になる特別な存在ですから、大切に育てなければなりません。排卵されるたった1個の卵子が精子とめぐり会い受精卵に育つよう、その他多くの卵子がホルモンという栄養を分泌してエネルギーを送ります。役目をはたした卵子たちは毎日消失していく。日々、消えていく卵子たちの健気さを思うと、切なく愛おしい気持ちになりませんか？　あなたの卵巣内では、日々そんなドラマが繰り広げられているのです。月に1度、排卵日がやってくる。この排卵日は、多くの卵子たちに支えられながら育ち、選ばれた卵子があなたの卵巣から旅立つ日です。2度とあなたの卵巣に戻ることはありません。少し寂しいですね。

私は、こんなふうに考えています。

排卵する卵子と、日々その卵子を支えて、役目をはたしたら消えてゆく多くの卵子たちのためにあなたができること――、それは、毎朝陽を浴びて、ぐっすり寝て、栄養のあるものを食べて、きれいなお水を飲んで、おいしい空気をカラダ中に巡らせること。「ありがとう」という気持ちや愛で満たしてあげること。

妊活とは、不妊治療を含めた妊娠を目的とする活動をいいますが、私の考える妊活は、少し違います。妊活とは、ママになりたいと思っている女性が妊娠するための生活であり、排卵の準備をしている卵子とそれを支えている卵子たちを卵巣の中で愛情いっぱいに育てる生活だと思っています。その卵子が受精卵になって子宮に着床すれば、赤ちゃんに成長するのですから、妊活、つまり育卵生活は、赤ちゃんを育てているのと同じことなのです。子育ては妊活から始まっています。そう考えたら、日々の妊活も違った気持ちで頑張れますね。

将来のわが子のためにも、愛に満ちた育卵生活を過ごしましょう。

# 妊活って具体的にどんなことをすればいい？

妊活を挙げたらこんなにあります。挙げようと思えばもっとたくさん挙げられます。

**【朝から妊活】**

＊陽が昇るころの早起き
＊基礎体温を測る
＊朝陽を浴びる
＊深呼吸10回
＊朝ヨガ、朝ストレッチ（ベッドの上でもＯＫ）
＊散歩
＊口をすすぐ
＊白湯《さゆ》を飲む
＊妊勝朝食をつくる
＊朝食を食べる（よく噛《か》む、食べ順を意識）
＊鏡に向かって笑顔をつくる
＊イメージトレーニング（電車の中でもＯＫ）
＊お仕事の日はお弁当をつくる
＊気分が上がる音楽をかける

【昼間も妊活】

*昼ヨガ、昼ストレッチ

*カラダ思いのランチ（よく噛む、食べ順を意識）

*おやつタイムを楽しむ（血糖コントロールのため）

*自分の時間を楽しむ（趣味）

*通勤時には駅まで歩く、階段を使う

【夜こそ妊活】

*早めに、軽めの夕食をとる

*照明を暗くする

*消灯風呂（湯船に浸かる）

*LOVEマッサージ

*アロマでトリートメント

*リラックスタイム

*目を使わない（スマホ、テレビ、パソコンなど）

*夏でも湯たんぽを使う

*目覚まし時計をセット（スマホではなく目覚まし時計にする）

*早く寝る

【いつでも妊活】

＊クリニックを受診する
＊カラダにいい調味料を使う
＊発酵食品を摂る
＊玄米をうまく使う
＊サプリメントを飲む
＊鍼灸を受ける
＊スポーツジムに行く
＊水分は1日2リットル（お水にもこだわる）
＊パートナーとの会話
＊セックスを楽しむ、授かり旅行に行く
＊下着にこだわる
＊5本指の靴下を履く
＊布ナプキンを使う
＊抗酸化食材をとる
＊タンパク質をしっかり摂る
＊豆類・海藻類・根菜類を摂る
＊カラダを温める食材を摂る
＊授かり祈願で神頼み
＊腹八分目を心がける
＊股関節を柔らかくする
＊骨盤ケア

あなたはこれらの妊活のうち、いくつ実践していますか。「これが妊活になるの？」「意外とやっている」、そんなふうに思う方も多いのではないでしょうか。そう思うのは当然です。なぜなら、妊活は妊娠するためだけの特別な活動ではないからです。

## 「できない」を「やってみよう」に変えるには

よく「朝活」「腸活」「温活」など、「○○活」という言葉を聞きますが、その内容は、すべて生活の一部です。すでにできていること、ルーティン化していることもあるでしょう。「○○活」と言葉にしたほうが「やっている感」が強まり、継続する力になるのです。人は新しいことを始めるとき、今までと違うやり方に変えるとき、多かれ少なかれストレスを感じるものです。今までのやり方が楽で、それを習慣にすることで安心して生活してきたからです。

あなたに「妊娠する」という目的があり、今のままでは妊娠できないかもしれないと気づいたら、「何をしたらいいんだろう」と考えますよね。そんなとき、インターネットで検索をして「妊活には早寝早起きがいい。明日から5時に起きましょう!」と書いてあったらどうしますか？「確かによさそうだけど、朝に弱いし……」などと「自分には合わない」「できない」という理由を探し始める方が多いのではないかと思います。いいことだと頭ではわかっていても、「嫌だなあ」という気持ちがあればそれをしなくてもいい方向に自分を納得させてしまうものなのです。朝7時に起きる生活をしてきて、特に不便を感じていないなら、あえて5時に起きることに意味が見出せないのです。

しかし、その必要性や意味を理解して納得したとき、そして「そうなりたい！」と強く思ったとき、今までの生活を変えることによるストレス以上にそれをやる意味やメリットを感じたとき、人は新しい行動を始められるのです。

もうひとつあります。女性という性の特徴かもしれませんが、自分のためだけなら頑張れなくても、わが子のため、愛するパートナーのためにならブレイクスルーしやすく、頑張ることができるのです。私は助産師という仕事柄、お産を通して多くの家族愛を見てきました。なぜ、痛くて大変な思いをしてまで女性は頑張れるのでしょうか？　それは、わが子のため、パートナーのため、家族のためなのです。妊活中の女性も同じだと思います。どうして早寝早起きをするといいのか、その必要性や意味を知り納得したとき、「早寝早起きをすると、わが子になる卵子にこんないいことがあるんだ！　わが子（卵子）のためにやってみよう！」「あの人（パートナー）はパパになれる。あの人がわが子を抱っこする姿を見たい！」となるのです。こういった気持ちが行動を変える原動力になります。あなたが今強く願っていることは何でしょうか。この本を手にとった方にとっては、「妊娠すること」ですよね。さっそく今日から「妊活」を始めてはいかがでしょうか。

妊活とは「妊娠するための活動」と限定したものではなく、「妊娠するための生活」すなわち「質のよい卵子を育てる生活」だと私は思います。わざわざ特別に「妊娠するために何かしないといけない」と焦らなくても大丈夫。「やっていないこと」もたくさんあるかもしれませんが、それはむしろうれしいこと。「やっていないこと」があるということは、「これからやれること」「まだできること」が残っているということだからです。最初から大きく変えなくてもいいのです。小さな一歩を踏み出すことが大切です。将来、わが子となる卵子のために、愛するパートナーのために、ママになる自分のために、勇気をもって最初の一歩を踏み出してみましょう。

# 最初に取り組んでほしいのは今より早寝、今より早起き

世の中には妊活を語る人の数だけ妊活の種類があって、何から始めればいいのかわからない――そんな方もいるかもしれません。あなたに必要な妊活が何なのか、わからない方がほとんどだと思います。ここでは、一番に実行してほしい妊活について説明しましょう。

妊活で結果を出すために、最初に習慣化してほしいことは次のふたつです。

**今より早寝――日付が変わる前にはベッドに入る**

**今より早起き――睡眠6時間以上を確保した上での起床**

このふたつを実行するだけで、芋づる式にいくつもの妊活がスムーズにできるようになります。この場合、「今より早寝」から始めましょう。妊活の神ホルモン「メラトニン」は、

良質な睡眠を得られるといわれるほか、卵子のアンチエイジング効果があるといわれていて、睡眠中に分泌されます。寝るだけで得られるメラトニン効果を利用しない手はありません。「今より早起き」は、「今より早寝」で、いつもより早くベッドに入り、6時間は睡眠を確保することから始めれば、早起きできないというストレスは軽減されます。また、早起きというと朝5時とか6時をイメージするかもしれませんが、始めやすくするために「今より早起き」、いつもより5分でも早く起きればOKとするのです。「早起きは三文の徳」、早起きて朝陽を浴びれば、セロトニン生成が促され、そのセロトニンが14~16時間後にメラトニンに変化し、自然に眠くなるサイクルが出来上がります。早寝にもなり、睡眠6時間以上の「快眠」につながり、メラトニン分泌を促し、卵子のアンチエイジング効果を得られる。育卵生活において最高のサイクルになるのです。

うれしいことにお金もかかりません。「今より早寝」「今より早起き」を意識して、ぜひ、このサイクルをあなたの育卵生活に取り入れてみてください。

# 育卵生活の朝の部は「腸活・温活・朝活」

育卵生活仕様の朝活を挙げてみると、とてもたくさんあることがわかります。どれも簡単で、お金もかかりません。起きてから実行する順に書き出しましたので、参考にしてください。

＊体温を測る（温活・自分の体温を知る）
＊朝のセックス（朝活・パートナーとのコミュニケーション）
＊熱めのシャワー（温活・体温を上げる）
＊舌を見る、口をすすぐ（腸活・消化管の状態、菌活）
＊白湯を飲む（腸活・消化管をゆるやかに刺激）
＊レモン水を飲む（腸活・デトックス効果）

＊朝陽を浴びる（朝活・セロトニン生成促進）
＊朝のストレッチ＆ヨガ（温活・腸活・血流を促す）
＊妊勝朝食をつくる
＊朝食をゆっくり食べる（朝活・腸活・セロトニン生成促進、腸を刺激）
＊食事中のパートナーとの会話（朝活・パートナーとのコミュニケーション）
＊食後のトイレ（腸活・排便のリズム）

これらすべては、腸活、温活といえますし、セロトニン生成促進による「眠活」にもつながります。継続するコツは、順番を決めておくこと、日課にしてしまうこと。これらを大好きな曲を流して聞きながらやるのも楽しいですね。

あと、もうひとつ！　もし朝活ができなくても、自分を責めないでくださいね。1日できなかったからといって効果が消えることはありません。やりたい朝の妊活が10個あって、1個できなかったとしても9個はできています。たとえ早起きができなかったとしても、睡眠は確保できたと思うようにするなど、できたことにフォーカスしましょう。

私も、早寝早起きを始めて1年以上経ちます。朝起きたらまず窓を開け、季節を感じてから、やりたいことに取り組みます。自分の時間を有効に使えるので、充実しているなあ、幸せだなあと実感します。この幸せ感は、早起きをしてリズムある生活をすることで、セロトニン（幸せホルモン）の生成を促しているからこそ感じられるんですね。「今より早起き」を実施するだけでも自己肯定感が高まるので、だまされたと思ってやってみてください。

私も、最初はそれまでより10分の早起きから始めたのですが、今では3時半から4時半の間に起きています。この時間帯に起きると、朝の時間をゆったりと過ごすことができます。ＳＮＳを見たり投稿したり、原稿を書いたり……。やりたいことをすべて終わらせて、朝食もしっかり食べてから仕事に向かいます。

夜は、9時半から10時にはベッドに入るので、日中眠くなることはありません。これが習慣化してしまえば、朝の時間の心地よさ、充実感が眠さを上回るので、朝起きるのが辛いと感じることもありません。リズムに慣れてくると、早起きも楽しみですが、早寝も楽しみになってきます。

# 寝るのが楽しみになる育卵生活の夜の部

朝の部の次は、夜の時間の過ごし方についてお話ししましょう。理想の育卵生活タイムスケジュール、夜の部はいたってシンプルです。

7時　夕食づくり（妊勝朝食の残りを活用）、軽めの夕食をゆったりと食べる
8時　読書・テレビ・スマホでSNSなどをチェック
8時30分　入浴（消灯アロマ風呂）
9時30分　ストレッチ・ヨガ・リラックスタイム
10時　ベッドに入る

なぜ軽めの食事なのかということと、消灯アロマ風呂については、後ほどお話ししましょ

う（82ページ、145ページ）。
このスケジュールは、ベッドに入るまでにかなり余裕がありますね。仕事をしていても、していなくても、夜の過ごし方はそれほど変わらないと思います。私も以前はゆったりと夜を過ごしている感覚はほとんどなく、寝る直前にバタバタと入浴して、「あー、もう寝ないと！」という時刻になって急いでベッドに入る毎日でした。今は9時ごろにはお風呂から上がり、10時前にはベッドに入るという子どものような生活を送っています。何を変えたらそんなにゆったりした生活になるのでしょうか？

答えは、スマホ、テレビ、ネットに費やす時間です。寝る前3時間の過ごし方を変えるだけでも、理想の育卵生活に近づけます。なぜなら、この夜3時間の過ごし方がメラトニン分泌に大きく影響するからです。夜は、目から入るちょっとした光だけでもメラトニンの分泌を抑制してしまいます。「妊活の神ホルモン」であるメラトニンを味方にする方法は後ほどお話ししますが（78ページ）、なんとなくテレビをつけたり、ついスマホをいじったりしてしまう人は、そのクセを直すだけでも目から入る光を減らすことができ、メラトニンの分泌を抑制することが少なくなります。夜、最低限のメールのやりとりをするだけにし、テレビもつけない、ネットも見ない生活を始めると、本当にぐっすりと眠れるようになりますよ。

私自身、夜の過ごし方はほとんどルーティンになっており、目を使ったりする仕事は一切しません。そうしたことは効率のよい朝に行っていますので、仕事でクタクタになっていても、家に帰ればすべての時間を気持ちよく寝るためにだけ使うことができます。

寝るのが楽しみになる、こんな夜の過ごし方ができれば、あなたの妊活も一歩成功に近づくことができるのです。

# 寝る子は育つ！　卵子も同じ

夜の快眠は、メラトニン分泌の効用を得るだけではありません。良質な睡眠によって、育卵効果のある成長ホルモンの分泌にも大きく影響するのです。成長ホルモンも睡眠中に分泌されるので、ぐっすり寝るだけで、実にたくさんの恩恵が得られるのです。

育卵と成長ホルモンの関係性を説明しますと、成長ホルモンの分泌が、妊娠するために必要なホルモンの活性化につながります。妊娠するために必要なホルモンたちの総司令部が成長ホルモンなのです。残念なことに、成長ホルモンも年齢とともに減っていきます。その上、睡眠不足が重なると、ますます分泌されにくい状況となるのです。６時間以上の質のよい睡眠確保が、成長ホルモンの分泌に必須なのです。

加えて、眠っている間に代謝酵素が生成されることにより、カラダのメンテナンス作業が行われ、免疫力アップにもつながります。ストレス軽減にも効果的です。ということは、良質な睡眠を得て、翌朝、気持ちよい目覚めの中、朝陽を浴びてセロトニン生成を促せば、あなたのモチベーション、心の安定にもつながるのです。

この心地よさは、睡眠中、成長ホルモン、メラトニン分泌、代謝酵素によって、あなたの卵巣の中でエイジングケアをされた卵子たちも同じです。「寝る子は育つ」というのは、卵子にもいえるのです。寝るだけで、あなたの卵子がよい子に育つなんて、こんな妊活、最高ですよね。

# 休日の妊活、どうしていますか？
# 朝の散歩のすすめ

休日の妊活はどうしていますか？　つい昼ごろまで寝てしまい、だらだらと無駄に過ごしていませんか？　厳禁なのは、朝寝と二度寝と遅起き。一度、朝起きてカラダを目覚めさせたのに、なんてもったいないことでしょう。

カラダを目覚めさせるということは、セロトニン生成促進と交感神経にスイッチを入れること。朝寝や二度寝は、いったん入れたスイッチをオフにすることになるので、1日のリズムが崩れてしまいます。また、せっかく始めた早寝早起きの習慣で体内時計が整っているのに、休日に朝寝、二度寝、遅起きをしたらリズムが狂ってしまい、休み明けの朝にすっきりと起きられなくなります。

そうはいっても、お休みの日の朝はゆっくりしたいでしょうから、「いつもより少しだけ（1時間くらい）遅く目覚めるのはＯＫ」と自分の中で決めてみてはいかがでしょうか。

そして、もうひとつおすすめしたいのが、朝の散歩です。一度始めたら病みつきになるくらい気持ちがいいです。朝陽を浴びながら自分のペースで歩くことは、セロトニンの生成を促進する効果があるのです。朝陽を浴びることで、妊娠成立に必要なビタミンDの生成にも効果的。自分の歩きたいスピードで歩くのがいいので、犬の散歩を兼ねるよりは、自分のペースで20分ほど歩くのがいいでしょう。数ある朝活の中でも、散歩は特におすすめできるものです。

パートナーと一緒に歩くことができたら、もっと効果テキメン。私の相談者の方が、出勤時、パートナーとひと駅先まで歩くことをルーティンにされていました。休日もご夫婦一緒に散歩をし、途中にある神社で「赤ちゃんが私たちのところに来てくれますように」とお詣りしていたそうです。

仕事がある朝の散歩は難しいかもしれませんが、時間的に余裕のある休日の朝ならパートナーと何かを一緒にするチャンスです。朝の散歩以外にも、朝のセックスや、朝食をふたりでつくるなんていうのもいいですね。いつもの朝より食事を1品増やして、ふたりでゆっくりと話をしながら食べる。その後ふたりで部屋の掃除をする。休日にしなければならない仕事があったら、カフェに行って午前中に終わらせる。

どうですか？　朝寝より魅力的な過ごし方だと感じませんか。休日こそ「今より早起き」を実行して、育卵仕様の朝活をパートナーと一緒に始められるチャンスです。きっと、あなたの卵巣の中の卵子ちゃんも大喜びです。

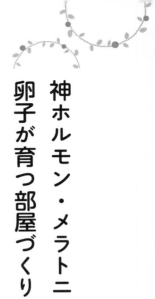

# 神ホルモン・メラトニンを味方にする方法
# 卵子が育つ部屋づくり

育卵生活において、神ホルモン・メラトニンを味方にすることは必須です。メラトニンは、朝、生成されるセロトニンが変化し、夕方から夜にかけて分泌量が増えます。しかし、夜でも、目から光が入れば、分泌量が抑制されます。メラトニン分泌量を増やすためには、夕方から夜、寝るまでの過ごし方と、「卵子が育つ部屋」を工夫しましょう。

可能であれば、夕方から、気持ちよく眠りにつくための準備に専念してください。本来、人間のカラダは、夕方から副交感神経が優位になってリラックスタイムに入ります。夕方から寝るまでの時間をいかにリラックスして過ごすことができるかが、メラトニンの分泌量アップに大きく関係します。理想の育卵生活タイムスケジュール夜の部（70ページ）でもお話ししましたが、夜にあえてしなければならないことは意外とありません。夜はいたってシンプルに、夕食を軽く食べて、ゆったりと自分の好きなことをして、お風呂に入って寝るだけ。夜は、スマホ、テレビ、パソコンを見ない、手にしない、余計な仕事をしない、無駄な時間を過ごさないと決めてしまえばいいのです。

ただ、これを「今晩からさっそく実行してください」といわれてもなかなかできないと思うので、これだけは守ったほうがいいということを、優先順位の高いものから５つ挙げてみます。

**①部屋を明るくしない**
**②寝室にスマホを持っていかない**
**③寝る2時間前にはテレビ、パソコン、スマホは見ない**
**④湯船に15分浸かる（浴室は暗いままで電気をつけない）**
**⑤夕食は軽く、タンパク質中心のメニューとし、主食は摂らない**

「①部屋を明るくしない」ですが、メラトニンの分泌は蛍光灯の光でも抑制されるので、部屋全体の光の調整をします。卵子のためには、夕方から蛍光灯（白い光）を使わず、間接照明だけにするのがよいでしょう。イメージはシティホテルの部屋。寝室もお風呂の照明も間接照明だけですよね。遮光カーテンもあるはずです。寝室に外の光が入ってしまう場合は遮光カーテンをつけましょう。そして、寝室にテレビを置かず、意味もなくテレビをつけたりはしないようにします。さらに、枕元にスマホを置きません。メラトニンの分泌はスマホの光でも抑制されてしまいます。スマホのアラーム機能で朝起きているなら、起床用の目覚まし時計を買いましょう。そして、理想としては朝の自然光で覚醒することなので、夜に外の光が入らないなら、レースや遮光機能のない生地のカーテンがいいと思います。遮光カーテンの場合は、目覚ましライト（起床時間に合わせ、太陽光を再現しながら部屋を徐々に明るくしていく）の機能がある時計を使いましょう。メラトニン分泌を促すアロマ・エッセンシャルオイルとしてラベンダーやマンダリン、ベルガモット、イランイランなどを香らせるのもいいですね。

「卵子が育つ部屋」とは、あなた自身がよく眠れる寝室です。まずは今までの習慣をやめることでできること（テレビ、スマホを見ない、外の光が極力入らないように工夫する）から始めてみてください。「卵子が育つ部屋」の演出は、あなたをきれいに見せてくれる効果もあるので、パートナーと新鮮な時間を持てるかもしれません。

# 妊活中の入浴法はこれがおすすめ

バスタイムにも妊活を成功に導く方法があります。入浴には清潔を保つ以外に、次のような効果があります。

疲れがとれる　　リラックスできる　　快眠に導く
代謝活動を促進する　　血流、リンパの流れを促進する
ストレスやイライラを解消する　　冷え対策となる

さらに、次に挙げるようなひと工夫があれば、入浴の効果はもっと高まります。

＊入浴タイムは、食後1時間後、就寝の2時間前
＊湯の温度設定は、夏は38度、冬は40度

＊夫婦で一緒に入る
＊女性は15分以上、男性は10分程度、湯船に浸かる
＊バスルームの電気を消す
＊好きな香りのアロマを数滴たらす（アロマキャンドルを灯す）
＊朝は熱めのシャワーを浴びる

食後1時間後、就寝の2時間前とするのは、入浴の効果を最大限に活用して、良質な睡眠を得るためで、メラトニンを分泌させる効果をねらっています。ポイントはバスルームの電気を消すこと。そして、アロマキャンドルを灯せば最高にリラックスできます。灯りを見るだけでも副交感神経が刺激され、好みのエッセンシャルオイルが湯気によってバスルーム内に漂います。お湯の温度は少しぬるめで、湯船に浸かる時間は女性なら15分以上、男性なら10分ぐらい。浸かりながらマッサージをするといいでしょう。私は湯船にエッセンシャルオイルだけでなくココナッツオイルも入れています。湯船に浸かったときに浮いているココナッツオイルがカラダに付着しますが、それを手で全身に伸ばすことでマッサージ効果が得られます。パートナーと一緒に入ってマッサージし合えばさらに効果倍増

です。お湯の温度が高いと長く浸かっていられませんし、カラダの表面は温まりますが芯までは温まりません。そのかわり、朝のシャワーは熱めがおすすめです。一気に、交感神経にスイッチが入り、目覚めをよくします。また冷え性の方は、膝から下をお湯と水のシャワーを交互にかけてみると、血流がよくなるので冷え性の改善に効果的です。

# 妊勝下着購入

# 下着にだってこだわりたい！

夕方から間接照明を使って部屋を暗くしましょうとお話ししましたが、メラトニンの分泌促進には、シティホテルのように、部屋をムーディーに演出するのがおすすめです。夫婦の時間を盛り上げるために、ちょっと女優になってみませんか？

まず、間接照明は人を美しく見せてくれます。キャンドルの灯りも神秘的にしてくれます。さらに何かグッズを投入するとしたら、私がおすすめしたいのは下着です。

といっても、一般的に「妊活によい」といわれている下着は「締めつけない、保温効果あり、天然素材のもの」が条件として挙げられます。そうなると、色気のないゆるいボクサータイプの下着か、お腹もお尻もすっぽり包んでくれるオバチャンみたいな下着となりますよね。確かに育卵のためにはそういう下着がおすすめではあるのですが、私がおすすめしたいのは、そういうものとはまったく別のものです。

まず、ブラジャーについては、外出時以外は血行促進のために着けないことをおすすめしています。ショーツにはこだわって、育卵用のショーツと、妊活用のショーツ、2種類用意してみてはいかがでしょうか。そして、妊活用にはぜひパートナーの好きな色や形のランジェリーを選んでみましょう。今はインターネットの通信販売でどんなものでも買うことができます。いきなりランジェリーをつけてパートナーにどん引きされてもいけないので、一緒に選ぶのも楽しいですね。

私が妊活用のランジェリーを選ぶときにおすすめしたい色は黒と赤。黒は女性を美しく見せてくれる色ですし、赤は熱い夜を約束してくれるナンバーワンの色だと思うからです。キャミソールとおそろいで買うと、あなた自身もグッと気分が盛り上がるかもしれません。特に排卵日は女性ホルモンのエストロゲン効果もあって、あなたをさらに美しくしてくれます。

そして、もうひとつおすすめしたいもの、それは履くだけで育卵効果が得られる5本指の靴下です。足の指の間の汗をしっかり吸い取ってくれるので、靴の中が高温多湿になららないようにすることができます。また、指が動かしやすく、指の間を刺激するので血行がよくなり、冷え性の改善にも効果があるといわれています。実は、私も仕事中は5本指靴下を履いています。これを履き始めてからは、仕事用としてはほかの靴下を履いたことがありません。仕事終わりのときの、足の気持ちよさが違いますし、一日中立ちっぱなしでいても、普通の靴下より疲れにくい気がします。冬は、5本指靴下の上に、モコモコした暖かい靴下を履いています。

偶然かもしれませんが、同じ職場の看護師に5本指靴下をすすめ、履き始めた人に「できるときに足の指でグーチョキパーをするといいよ」と伝えたところ、なんと3人が履き始めてから数か月で妊娠しました。ひと昔前に比べたら、5本指靴下は履いている人も増え、しかも根強いファンがいます。タイツでも5本指のタイプのものがありますね。妊活にもおすすめですので、ぜひ試してみてください。

## パートナーと一緒にベッドに入る幸せ セックスの効用とタイミング

20年くらい前までは、妊娠するにはセックスをするしかありませんでした。しかし、日本は年間セックス頻度世界ワースト1位。世界平均が年103回に対し、日本人は年45回。また、セックスに対する満足度も世界ワースト1位。あなたは幸せなセックスをしていますか？　セックスには性欲を満たす以外にもさまざまな効用があります。

＊妊娠する
＊妊娠しやすいカラダに整える（女性ホルモン分泌促進）
＊幸福感を得られる（愛情ホルモン・オキシトシン分泌促進）
＊精神安定（精液成分・セロトニンによる）
＊リラクゼーション

＊肌と肌の触れ合いのコミュニケーション
＊身体的・精神的健康
＊アンチエイジング
＊性欲を満たす
＊自己承認欲求が満たされる

妊活中の夫婦には必ずセックスについて話し合いをする場面があると思いますが、パートナーとどれくらいの間隔でタイミングを持っているでしょうか？　日本人の年間のセックス頻度からすると1週間に1回くらいでしょうか。

第1章の不妊の定義でもお話ししましたが、正常な夫婦生活を持って1年で妊娠しなかったら不妊症となります。正常な夫婦生活の頻度とは、週に2〜3回。この回数をどう思いますか？「まあ……そうかもね」と思われるか、「えっ、そんなにできない」と思われるか、どちらでしょうか。私の妊活の個別相談でも夫婦生活の頻度の話をしますが、週2〜3回というご夫婦はほぼいません。一度もタイミングを持ったことがなく、体外受精で妊娠成立というご夫婦もいるくらいです。一番多いのは排卵日だけをねらってタイミングをとるパターン。卵子が受精可能なのは排卵日の24時間といわれていますが、厳密には6～8時間ともいわれています。しかし、排卵後6～8時間内にドンピシャでタイミングを持つのは至難の業でしょう。そのため、排卵した直後に精子とマッチングさせるというよりは、先に精子がマッチング場所に到達していて、卵子が排卵されるのを待っているほうが妊娠する確率は上がります。何の問題もない元気な精子は、射精後、女性の体内で48時間から72時間の生存が可能といわれています。これらの理由から、排卵の3日前から可能であれば毎日、少なくとも1日おきにタイミングを持つことで妊娠率が高くなるといわれています。

妊娠成立は、自然妊娠においても不妊治療においても確率論です。いかに、この確率を上げるかということ。野球の打者がバットを振らなければ打率が上がらないのと同じです。排卵日に1回タイミングをとっても妊娠に至る確率は16～18％。なかなか妊娠しないご夫婦がクリニックを受診せずに、タイミングだけで妊娠成立するのは1周期に約2％、排卵の薬を使ってタイミングをとっても数％といわれています。そして、この確率は年齢を重ねれば重ねるほど低くなるのが現状です。その確率を少しでも上げることを目標に不妊治療があるのです。

この確率を上げるためには、「数打てば当たる」的な要素と、当たってもヒットにならなければ打率が上がらないという要素があります。妊娠成立においては、ヒットになるかどうかは、精子の質が大きく影響します。自然妊娠の場合、女性の膣内に射精された精子たちには過酷な道のりが待っていて、受精までにどうしても乗り越えなければいけない山場はふたつ。ひとつは、卵子との待ち合わせ場所に到達できるかどうか。もうひとつは、卵子の一番外側の硬い膜を打ち破り、卵子の中に入っていけるかです。ひとつめの山を乗り越えられるようにサポートするのが体外受精です。ひとつめ、ふたつめの両方の山を乗り越えられるようにサポートするのが顕微鏡を使った体外受精です。このふたつの山を乗り越えられるかは、精子の数、運動率などが関係します。よく禁欲してためておいた精子のほうが射精時の量が多く妊娠しやすいように思われがちですが、それは間違いです。2日以内に1度は射精するのがよく、5日以上の禁欲はよくないとされています。2日以内に新しくつくり替えられたほうが質を保てるということです。

しかし、私が個別に相談を受けているご夫婦の多くは、「そんなにタイミングを持てません」とおっしゃいます。そのときには、パートナーおひとりで（セルフ＝自慰行為で）排卵の2日前に出してもらってから排卵予定日にタイミングをとることをおすすめしています。夫婦とはいえ、「妊娠するために質の良い精子が欲しいから、今日から1日おきに自分で出して、排卵日にはタイミングをとってね」とは言いにくいもの。そういう方には「可能ならあなた（妻）がお手伝いするのも効果的ですよ」とお伝えしたりもします。

女性の自慰行為も、女性同士でもなかなか話題にしませんが、リラクゼーションを得られたり、ストレスを発散できたり、欲求を満たせるなど、妊娠を目指すにあたってメリットがあるといわれています。恥ずかしいという人もいるかもしれませんが、どこをどうしたら気持ちいいのかをご自身が知っていれば、パートナーにどうしたら気持ちよくなるのかを伝えることができます。夫婦で楽しむ気持ちのいい幸せなセックスにするために、自慰行為は妊活のひとつとして有効だと私は思うのです。そして、もうひとつ。オーガズムを感じるセックスは、精子の卵管への輸送を促進したり、卵巣から腹腔内に排卵された後、卵管へのキャッチアップ障害のリスクを軽減するともいわれています。オーガズムを感じるようになるためにも、自慰行為はよいのです。最近、自慰行為のことを「セルフプレジャー」といって、女性専用のグッズをデパートの下着売り場やインターネットの通信販売で買えるようになりました。こういったグッズを使ってひとりで気楽に楽しむのもいいですし、パートナーと一緒に楽しむのもいいのではないでしょうか。

私の個別相談では、妊娠目的のセックスになると気持ちが盛り上がらず、義務的な行為になってしまい「気持ちよくない」「面倒くさい」といったお話をよく聞きます。きっとパートナーの感情も同じだと思います。それを妊娠したいからといって無理強いするのは後々の夫婦関係に影響してしまいます。セックスのとらえ方は、その方、そのご夫婦でいろいろあっていいと思います。今のご時世、1度もセックスせずに体外受精で妊娠された方は私の相談者にも何人もいます。セックスをしないで妊娠するご夫婦に愛はあるのかと疑問に思われるかもしれませんが、答えは「イエス」です。体外受精だけで妊娠された相談者に共通したことなのですが、皆さん夫婦仲がよく、セックス以上のコミュニケーションがとれているのです。きちんと話し合いができていますし、毎晩、一緒に寝ています。「仲がよすぎてセックスができない」とおっしゃっている方もいました。あまりにも仲がよすぎるとお互いを異性と見ることができず、家族愛が強くなり、性欲がわかないことがあるそうです。でも、その方に「一番、パートナーからの愛を感じるときはいつですか？」とお聞きしたとき、「朝、目が覚めて、夫が知らないうちに私の手をつないでいてくれたとき」と言っていました。このご夫婦も体外受精で妊娠されています。私はこのご夫婦にうらやましいほどの愛を感じました。

人は触れ合うだけでも、オキシトシンという幸せを感じる愛情ホルモンが分泌します。育卵生活にも必要なホルモンです。人前で触れられると恥ずかしいという人もいますが、寝ているときは人目はありませんから、気にせずに触れたりカラダをくっつけたりできるはずです。また、ベッドに入ってセックスをしなくても、日常的に話をするご夫婦は、関係が良好に保てるといわれます。また、夫婦で寝室を共にする、一緒のベッドや布団に入るというだけでもセックスの回数が改善されます。

# ひとり時間をつくってリラックス

ここまで、育卵生活の中で、ひとりでもできること、夫婦でできることについてお話ししてきました。月に1度しかない排卵・採卵のチャンスで結果を出すには、毎日毎日の卵子のエイジングケア、つまり育卵の継続が大切です。中でも、次の章でお話しする「卵子を育てる食生活」は育卵には欠かせないマスト妊活ですが、では、始めた育卵生活をどれくらい継続させれば、結果が出やすいのでしょうか。

せっかく育卵にいいことを始めても、すぐに結果が出ないと「自分には合わないのかな」「結果が出ないなら無駄かな」と1～2週間でやめてしまう方がとても多いです。それでは、もったいない。継続の目安は51ページでもお話ししましたが、3か月は続けてほしいところです。私がプランニングした妊活すべてを取り入れて、1か月で結果を出した43歳の方もいます。確かに、この本でお話ししている妊活を全部3か月間やり抜いたら、妊娠成立はグッと近づきます。しかし、そこまで一気にしなくても、①第1章でお話しした不妊治療クリニックの受診と必要な治療、②第2章でお話しした育卵仕様の朝活、③第3章でお話しする卵子を育てる食生活のゴールデンルールを守り、この3つを3か月実践するだけでも、妊娠する確率は間違いなく上がります。

あなたは、育卵生活3か月と聞いて長いと感じますか、短いと感じますか？　妊活は長くなればなるほどお金がかかり、疲弊してしまうのが現状です。しかし、妊活は3か月だけでいい！　この3か月を頑張れば妊娠するんだ！　と信じられたらどうでしょうか？　そしてもうひとつ。実は、3か月の育卵生活後、4か月目の妊娠成立、妊娠期間十月十日《とつきとおか》で、ここまでに要する時間はちょうど1年です。1年後をイメージしてみてください。あなたは、念願のママになって、隣には、うれしそうにわが子を抱いているパートナーがいる……それが現実になると信じられたら、これからの3か月間は、ぜひ頑張って欲しいと思うのです。

ただ、この3か月間といえども、モチベーションを維持できないこともあるでしょう。

特に生理が来たときには落ち込んでしまうかもしれません。そのときの過ごし方については、次ページからのコラム「満月パーティーを開こう！」を参考にしてください。

それからもうひとつ。妊活前からの趣味、娯楽など、普段から好きなことをひとつだけでも続けて楽しんでください。ひとりでも気分転換できる時間を意識して持つようにしてください。特に不妊治療で費用がかかると、好きなことに時間もお金もかけられなくなり、我慢してしまう方が多いようです。我慢が多いほど、育卵生活は苦しくなってしまいます。ひとりでぼーっとできる場所を見つけておく、泣ける映画を観て思いきり泣く、好きなスポーツに集中する、スパでくつろぐ、オシャレをするなど、ひとり時間も大切にしていただきたいと思います。でも一番は、育卵生活が苦しいもの、辛いものになる前に、短期集中で妊娠することです。

妊活は3か月だけでいい！　あなたは、1年後、ママになる！　私も信じています！　では、最初の一歩、本格的な育卵生活を始めましょう！

## ◆コラム◆満月パーティーを開こう！

リセットが確定したとき、涙が出てきたり、言葉が出なくなったり、ぼう然と立ちすくんでしまったり、いろいろな感情があふれてきます。「どうして私のところに赤ちゃんが来てくれないのだろう」と、何度もぐるぐるとそのことばかり考えてしまう……。

３年前、妊活を頑張っている友人に「もう、嫌になっちゃう。また、生理がきちゃった」と打ち明けられたとき、とっさに彼女を励ますために「リセット日は満月パーティーを開こうよ！」と誘ったのが満月パーティーの始まりでした。生理と月の満ち欠けは関係があり、ちょうどその日が満月だったからです。ノリのいい彼女は「満月パーティー、いいね！　やろう、やろう」と、しばらく妊活のために我慢していたアルコールや甘いもの、食べたいと思っていたものすべてを注文して、食べつくしました。そして出てきた言葉が「また、明日から頑張ろう！」と「すっきりした！　これで旦那にも気持ちよく『お帰りなさい』って言えるわ」でした。

翌月、翌々月と、彼女は2回目、3回目の満月パーティーをパートナーと楽しみました。そのたびに「生理がきちゃった」ではなく「昨日、満月パーティーを開いたよ」と報告を受けました。そうしたら、なんと4か月目に妊娠したのです！　39歳のときのことです。

彼女に、妊活成功の秘訣を聞いたところ、満月パーティーという言葉を使ったことで、自分もパートナーも生理を前向きに受けいれて、パートナーと一緒に満月パーティーを開くことで、暗くならずに、たくさんの話ができるようになり、コミュニケーションがとれたのがよかったのではないかということでした。

この友人のように、リセット日はパーティーを開いて、普段、頑張っている自分とパートナーに「お疲れさま、いつもありがとう」という気持ちを伝えたり、思いきり羽目を外してもいい日としてみませんか。そうすることで、あなたやパートナーの気持ちもリセットでき、次の日からまた前向きに妊活に取り組めるようになるかもしれません。

# 第3章

# 卵子を育てる食生活

# カラダは食べたものでできている

私たちのカラダは、水分60～70％、タンパク質15～20％、脂質13～20％、ミネラル5～6％、糖質1％で構成されています。成長・発育やカラダを維持、活動するためのエネルギーや栄養素を食べ物から摂取しています。糖質・タンパク質・脂質の三大栄養素に加え、ビタミン・ミネラルを含めた五大栄養素をバランスよく摂取しなくてはいけません。

栄養素は「カラダの構成成分」「エネルギー源」「カラダの機能調節」の3つの大きな役割があります。普段の食事の量に過不足があったり、不規則な食べ方をしたりしていたのでは、健康を維持できなくなります。カラダは食べたものでできているのです。これは細胞レベル＝卵子でも同じです。細胞の構成物質も、大きく分けると、水が最も多く、次に多いのがタンパク質、脂質、糖質核酸などの有機物、残りが無機質です。卵巣の中に存在する卵細胞も、普段の食事の量に過不足があったり、不規則な食べ方をしたりしていると、卵子の質を維持できなくなります。卵子の「構成成分」「エネルギー源」「機能調節」をよい状態で維持できなくなるということです。それどころか、偏った食事、粗悪な食べ物の摂取は、卵子を劣化させてしまうこともあるのです。残念ながら、今の生殖医療の技術では、卵子のアンチエイジング＝若返りは、ほぼできません。卵子は再生されない不可逆的な細胞です。ですから、少しでも卵子の質を維持し、今より卵子の質を下げないことが大切になってきます。

ここで、「育卵と食事において必要な考え方」を3つお伝えします。

## ◆必要な考え方①

妊娠するために最も必要な条件とは、卵子の質をよい状態で保てるよう、卵子が育っている卵巣内環境を整えること、受精卵が着床し、妊娠継続できる子宮内環境を整えることです。

### ◆必要な考え方②

卵巣内・子宮内環境を、卵巣・子宮など生殖器のみで考えるのではなく、カラダ全体で整えていくことが大切です。卵巣内・子宮内環境をよいものにするには、睡眠・腸内環境を整えることも大切ですし、よい栄養を摂取してカラダの末端、すみずみまで巡らす血流も大切です。

### ◆必要な考え方③

カラダの状態は、「どんなものをどのように食べるか」で決まってきます。ということは、まずは、カラダと細胞を構成する成分の大半を占めている水分・タンパク質・脂質の摂取量と摂取の仕方を見直していきましょう。いくらよいビタミンや葉酸を摂取しても、水・タンパク質・脂質を見直し、よいものにしなければ、望んでいる結果にはつながらないといってもいいくらい大切なことなのです。

# 育卵に必要な栄養はこれ！

妊活中の女性たちは皆、栄養失調であるといってもいい過ぎではないと思います。「私は違う」などと思っているかもしれません。しかし、そんなふうに思っているあなたも栄養失調の可能性が高いと思います。

「新型栄養失調」という言葉を聞いたことがあるでしょうか。現代版栄養失調ともいわれ、摂取カロリーは足りているどころか、むしろ過剰気味ともいえるのに、タンパク質やビタミン、ミネラルといった特定の栄養素が足りないことで引き起こされる栄養失調です。

三大栄養素の糖質・タンパク質・脂質のほか、ビタミン12種類、ミネラル5種類、食物繊維（栄養成分）の合計18種類のうち、不足している栄養素は、20代女性で14種類、30代女性で15種類といわれています。

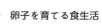

一般的に女性は、糖質は過剰に摂取しているのですが、タンパク質が必要量に達していません。ビタミンC、ビタミンE、βカロテン、ポリフェノールなど抗酸化作用の栄養素も足りていません。

カラダの構成成分であるタンパク質は、約20種類のアミノ酸が数十〜数千個集まって構成されています。食べ物に含まれているタンパク質は体内でアミノ酸に分解された後、必要とされる形のタンパク質に再合成され、筋肉や臓器、血液、あるいは酵素やホルモンなどになります。タンパク質をしっかり摂取しないと、筋肉、臓器、血液、骨、髪などを健康な状態に維持することができません。卵子も同じです。酵素やホルモンなどがうまく機能せず、免疫力が低下するなどして、ホルモンによって育つ卵子が発育不良になってしまうのです。

その上、ビタミンC、ビタミンE、βカロテン、ポリフェノールなど抗酸化作用のある栄養素が不足しているということは、老化の原因である活性酸素を除去できない状態を招き、卵子の質の低下・成熟を妨げる要因につながります。妊活中の女性に必要な栄養素＝育卵に必要な栄養素とは、健康維持に必要な栄養素と同じなのです。中でも、妊活中に摂りたい栄養素を次ページからまとめました。

質のよい卵子を育て、妊娠力を高めるだけでなく、妊娠継続力、出産力、ゆくゆくは、生まれてくるわが子の健康・発達にまで影響を及ぼします。これだけの栄養素を、どのように摂取していくか、必要な知識・方法をこれから一緒に学んでいきましょう。

## 妊活中に摂ってほしい栄養素（タンパク質を除く）と多く含まれている食品

| | | |
|---|---|---|
| ビタミンC | 効能 | 免疫力を高める、ストレス軽減、胎児の脳や血管、骨の形成に欠かせない |
| | 食材 | 赤ピーマン、アセロラジュース、レモン、柿、キウイフルーツ、ブロッコリー |
| ビタミンD | 効能 | カルシウムの吸収を助ける、妊娠率・出産率が高くなる、多嚢胞性卵巣症候群の予防、着床改善、精子の運動率・正常形態精子率の改善 |
| | 食材 | 鮭、サバ、牛のレバー、バター、チーズ、卵黄、きのこ類 |
| ビタミンE | 効能 | 女性ホルモン・男性ホルモンの生成に関与、抗酸化作用 |
| | 食材 | ひまわり油、紅花油、アーモンド、うなぎ、あゆ、唐辛子、かぼちゃ、赤ピーマン |
| βカロテン | 効能 | 粘膜（子宮内膜）を正常にする、抗酸化作用、卵子のアンチエイジング効果 |
| | 食材 | シソ、モロヘイヤ、人参、パセリ、ヨモギ、ニラ、ほうれん草 |
| ポリフェノール | 効能 | 血流促進による冷え改善、抗酸化作用 |
| | 食材 | ブルーベリー、すもも、いちご、赤ワイン、緑茶 |
| 葉　酸 | 効能 | 胎児の先天性異常リスクを下げる（ビタミンCとビタミン$B_{12}$と相互作用） |
| | 食材 | 枝豆、小松菜、ほうれん草、アスパラガス、ブロッコリー、オクラ、納豆、いちご |
| 鉄　分 | 効能 | 黄体ホルモン分泌量の低下・卵子の質の低下を防ぐ。妊娠後、胎児に酸素を送るためには不可欠 |
| | 食材 | レバー、牛ヒレ肉、牛もも肉、牡蠣《かき》、高野豆腐、ほうれん草、小松菜、焼き海苔 |

| | | | |
|---|---|---|---|
| カルシウム、マグネシウム | 効能 | 赤ちゃんの骨格形成にかかわる大切な栄養素（カルシウム吸収にはマグネシウムも必要） | |
| | 食材 | カルシウム | 牛乳、小松菜、モロヘイヤ、ししゃも、イワシ、豆腐 |
| | | マグネシウム | 枝豆、オクラ、納豆、イワシ、わかめ、ごま、アーモンド |
| 亜　鉛 | 効能 | 男性不妊に効果あり。胎児が発達する過程で低身長や低体重などの発達障害のリスク軽減（ビタミンＣと相互作用） | |
| | 食材 | 牡蠣、牛もも肉、チーズ、卵黄、納豆、高野豆腐、カシューナッツ、アーモンド | |
| ビタミン$B_6$、ビタミン$B_{12}$ | 効能 | 葉酸とともにヘモグロビンの合成促進、貧血予防 | |
| | 食材 | ビタミン$B_6$ | ニンニク、マグロ、鰹、イワシ、鶏ササミ、鶏むね肉、鶏ひき肉 |
| | | ビタミン$B_{12}$ | しじみ、あさり、牡蠣、イワシ、サンマ、すじこ、たらこ |
| コエンザイム$Q_{10}$ | 効能 | 高い抗酸力→卵子の老化と卵巣予備能の低下を遅らせる効果、精子の運動能力改善 | |
| | 食材 | 豚肉、鶏肉、レバー、サバ、イワシ、鮭、キャベツ、ほうれん草、ブロッコリー | |
| 乳酸菌、オリゴ糖 | 効能 | 腸内環境を整える、他の栄養素の効果を引き出す | |
| | 食材 | 乳酸菌 | ヨーグルト、乳酸菌飲料、ナチュラルチーズ、味噌、醤油、漬物、キムチ、ザーサイ |
| | | オリゴ糖 | きな粉、いんげん豆、ごぼう、大豆、甘酒 |

## ◆コラム◆ 妊活は新しい命を迎える準備

赤ちゃんを迎えるにあたって、何を準備するのが大事だと思いますか？　きっと、パートナーと一緒にベビー用品をそろえるのはワクワクしますよね。ベビー用品のほかに、新しい生命を迎えるにあたって知っておいてほしい準備があります。それは、ベビーベッドでもなくベビー服でもありません。新しい生命を迎えるにあたって最も大切なことは、まだ見ぬわが子が生まれてきて、その後の人生を健康に生きるための正しい食生活や生活習慣を身につけられる環境づくりです。

妊娠成立後、受精卵は子宮内に着床し（胎盤の元）、ママの血液中の栄養と酸素が、胎盤で集約され臍《へそ》の緒《お》（臍帯《さいたい》）を使って子宮内の赤ちゃんに送られます。妊娠成立後、心拍が確認できるころの赤ちゃんは米粒ほどの大きさ。そこから出生時には平均体重３０

００グラムほどまで母体で成長します。母体内での成長には、それ相応の栄養が必要です。必要な栄養は血流によって運ばれますが、ママが食べたものによっては赤ちゃんにとって不必要な添加物や成長を脅かすものまで運ばれてしまうのです。栄養状態によっては子宮内で赤ちゃんが大きく育たなかったり、生まれたばかりなのに肌が汚かったり、成長段階において赤ちゃんの骨に異常が出てきたりします。

私は助産師として働いているので、生まれたての赤ちゃんに会う機会が多くありますが、時々、あまりよくない状態の赤ちゃんを見かけると、「もしかしたら子宮内環境がよくなくてお腹の中で苦しかったのではないか」などと想像してしまうのです。

でも、安心してください。妊活生活として育卵から意識してママになる準備を始めているあなたはラッキーです。妊活で「妊娠力を高める」にとどまらず、健康に生きるための正しい食生活や生活習慣を身につけられるからです。育卵生活で間違った食生活や生活習慣を見直し、生まれてくるわが子が健全に育つ良い環境を整える。これは、新しい生命を迎えるために、あなたしかできない準備です。

# 育卵中はカロリーで食事をしない

「どうしても食後に甘いものが食べたくなる」と言う方がいます。カロリー計算はできても、栄養計算はできないから、カロリーを気にして甘いものを食べることを優先させてしまい、結果、太ってしまった……。育卵中の方々にも、こんな葛藤があるのではないでしょうか。

育卵中はカロリーを気にして食事をしないでください。あなたはやせたいのですか？　妊娠したいのですか？　卵子はカロリーでは育ちません。質のよい卵子を育てるには栄養とタンパク質が必要なのです。

私は妊婦健診の栄養指導でも次のようにお伝えしています。

①なんとなく……で、甘いものを買わない。

②優先順位の高い、高タンパク質、抗酸化作用、抗糖化作用のあるものを必要量クリア

してから甘いものを厳選して食べる。

これは、育卵生活中に置き換えると、育卵に必要な栄養の1日分の摂取量をクリアしたら甘いものを食べてもいいですよということです。しかし、「なんとなく食べたくなった甘いもの」ではなく、高級なチョコレートなど、本当に食べたいものを厳選して、わざわざ買いに行っても食べたいものにしてください。なんとなく食べたいものは、カラダが必要としているものではありません。ここは少し奮発して、自分へのご褒美としてみてはいかがでしょうか。

どうしても食べたいときには「これって、私の卵子ちゃんたちに必要かな？」と自問するのもいいでしょう。自分のためには我慢できなくても、わが子（わが卵子）のためなら頑張ったり我慢したりできるものです。そうはいっても、どうしても食べたい！という欲求が強い方は、1か月に1回、食べたいものを食べたいだけ食べられる日として、満月パーティー（97ページ）まで我慢すると決めてしまいましょう。満月パーティーをうまく利用して、甘いものが食べたい症候群から上手に抜け出してください。

# 育卵中に必要な1日のタンパク質量

育卵に必要な女性ホルモンは何からできているでしょうか？　実はコレステロールです。「コレステロールって、カラダによくないんじゃないの？」と思う方もいるかもしれません。もちろん、摂り過ぎはよくありませんが、少な過ぎても質のよい卵子が育たないのです。質のよい卵子には女性ホルモンが必要です。

では、コレステロールは何から摂ったらよいのでしょうか。実は、カラダに必要なコレステロールの2割は食べ物から摂取され、残りの8割は肝臓で合成されます。肝臓でコレステロールが合成される際、原材料となるのがタンパク質です。

1日に必要なタンパク質量は、体重1キログラムあたり少なくとも1～1・5グラムです。体重50キログラムの女性なら50～75グラムは必要です！

タンパク質の必要量を満たすには、かなりの量の肉、魚、大豆を食べなくてはなりません。生の牛肉100グラムで20グラムのタンパク質量です。調理するとタンパク質量は半減するので、100グラムのステーキを食べても10グラム前後しか摂取できません。1日に50グラム摂るにしても、ステーキ100グラムを5枚です。そんなに食べても1日の最低限の摂取量なのです。

ちなみに、卵のタンパク質量は1個で6・5グラム。調理しても変わりありません。豆腐は100グラムあたり6・5グラム、1丁300〜400グラムとしてタンパク質は20〜25グラムです。ツナ缶は1缶で16〜18グラム。ヨーグルトは製品にもよりますが100グラムあたり3〜10グラム前後です。マグロの刺身は100グラムあたり20グラム。

3回の食事だけでなく、間食でも、茹で卵やヨーグルトを積極的に摂らないと、1日に必要なタンパク質摂取量の最低ライン50グラムはなかなかクリアできないのです。

**「プロテインスコア」**という言葉をご存じでしょうか。プロテインとはタンパク質のこと。タンパク質はアミノ酸からできており、アミノ酸は20種類あります。そのうち、人が健康に生きていくために9種類は食品から摂らなくてはならない必須アミノ酸といわれています。食品のタンパク質にどれだけの必須アミノ酸が含まれているかを比率で表したものがプロテインスコアで、必須アミノ酸が不足なく含まれているとプロテインスコアは100となります。

卵はまさにプロテインスコアが100の食品のひとつです。調理方法によってほとんど差がなく、必須アミノ酸がしっかり摂取できます。茹で卵ならどこででも、生卵なら割るだけで、必須アミノ酸をパーフェクトに摂取できるのです。

私はよく妊活中の女性に「卵子には卵」と言っています。私も毎朝必ず1個は食べますし、1日3個は食べています。とても効率のいいタンパク質の摂取源で、育卵中のパワーフードといってもよいくらいおすすめの食材です。（なお、卵アレルギーの方は食べないよう、くれぐれもご注意ください。）

# 酸化と糖化は卵子の敵！卵子がさびちゃう！　焦げちゃう！

卵子の老化には、活性酸素による酸化ストレスと糖による糖化ストレスが原因だとお話ししました。活性酸素による酸化は「カラダのさび」といわれ、糖質によって老化が促進される糖化は「カラダの焦げ」といわれています。さびたり焦げたりするのは、卵子にもいえることです。

卵子を「さびさせない」ためにはどうしたらよいのでしょうか？　卵子を活性酸素などの酸化ストレスにさらさない、酸化ストレスに対して抵抗力をつけるなど、酸化させないようにすることです。卵子がさびないようにする食事に関してのポイントは３つあります。

**①抗酸化作用のある食材を多く摂る、②酸化しやすい食材をなるべく摂らない、③活性酸素を除去する食材を摂る**です。

「①抗酸化作用のある食材を多く摂る」ということで、一番おすすめなのはブロッコリースプラウトです。次いでアボカド、その次はブロッコリーです。これらの食材を毎日、積極的に摂取してください。

「②酸化しやすい食材をなるべく摂らない」という点については、市販されている揚げ物や、添加物、加工食品を極力摂らないようにすること。惣菜《そうざい》やファーストフード、コンビニに売っているものは、一部を除きほとんどがアウトです。

「③活性酸素を除去する食材を摂る」については、ここでもブロッコリースプラウトがおすすめです。育卵に必要な栄養があるのはもちろん、ほかの野菜とは比べ物にならないくらい解毒作用を活性する能力が高いといわれています。卵子の老化の元凶である活性酸素から防ぎ、なおかつ、活性酸素を無毒化して体外に排除する働きをする「解毒酵素」を活性化してくれるのです。また、活性酸素を除去する飲み物としては水素水がおすすめです。

そして、体内にたまっている添加物などを便で排泄するために食物繊維を意識的に摂取しましょう。排便によって体内の不要物の70%はデトックスできるといわれています。きちんと便が出るなら、それだけでも卵子のアンチエイジング効果があるといえるでしょう。

# 食べ順はベジタブルファーストで、早食いにも注意しよう

卵子が焦げるといわれる糖化を抑制するには、どうしたらいいのでしょうか？　急激に血糖値を上げないことです。あなたは、**GI値**をご存じですか？

GI値は「グルセミック・インデックス値」といい、血糖値の上昇を数値化したものです。この値が高い食材ほど血糖を急激に上げてしまい、卵子の老化促進の原因になります。低いほど、ゆるやかに血糖値が上がります。食材をうまく利用して、急激な血糖値上昇をコントロールすれば、卵子の焦げを防ぐことができます。食材選びだけでなく、食べる順番と食べ方でも血糖値の上昇はかなり違ってきます。卵子が、さびないように焦げないようにするために、気をつけてほしいのは、食べる順番です。最初に野菜から食べてください（ベジタブルファースト）。そして、以下のように食事をすすめます。**①野菜・海藻類↓**

**②汁物・スープ→③主菜（タンパク質）→④主食**です。口につける順でなく、1品ずつ食べ切ってから次に移ってほしいのです。野菜にはイモ類は入りません。GI値が低い野菜や、海藻など食物繊維の多いものから食べるといいでしょう。主食の前にGI値の低い野菜や食物繊維の多い海藻から食べると、糖の吸収がゆるやかになります。最初に口にする野菜が、ブロッコリースプラウトやアボカドなど抗酸化作用のある野菜ならさらによく、次にワカメの味噌汁や具だくさんトマトスープという感じで食事を進められれば、いうことなしです。

もうひとつ注意してほしいのは、よく噛んで時間をかけて食べること。食事に20分以上はかけるようにしましょう。ガツガツ食べると血糖が急激に上がるため、食べ順に気をつけても意味がありません。「私、早食いなのよね」という方はひと口の量を少なめにして、ひと口入れたらそのたびに箸を置くようにする、利き手と反対の手で食べてわざと食べにくくし、ひと口20回から30回嚙むようにすることで、早食い防止に効果があります。

質のよい卵子に育てるために、時間をかけて食事をする習慣をつけましょう。

# 育卵に効く買い出しの流儀

卵子が「さびない」ようにするために、摂取してほしいもの、逆に摂取してほしくないもの、極力避けたほうがよいものがあります。それらは買う段階から意識することをおすすめします。

「コレステロール０」「脂肪分０」「糖分０」「みりん風」など、元の成分を加工してある食材、調味料などは極力避けてください。コレステロールが多過ぎると心筋梗塞や動脈硬化の原因になりますが、育卵中は女性ホルモンの元となるコレステロールが不可欠なのです。低脂肪や低コレステロール製品を選ぶということは、卵子に必要な栄養が摂れない食材選びをしていることになります。

食材に成分を調整したものや、○○風と似せて加工してあるものは必要ありません。食材を買うときは、きちんと成分表示を確認するようにしましょう。

# おそるべし食品添加物

あなたは、普段、添加物を気にしていますか？　私はとても気にしていて、この数年は買い物をするとき、いちいち原材料の表示を確認して吟味しているくらいです。お店の人にしてみれば、嫌な客だろうなと思います。でも、こうした原材料をひとつひとつ確認する作業は、いつか母になるあなたの子宮内環境に大きく影響します。子宮内環境だけでなく、子宮の中で育つ赤ちゃんにも影響するのです。

日本人のカラダは、砂漠などの乾燥している場所であれば、世界一腐りにくいといわれています。腐らないほどの保存料など、添加物を摂取しているということなのです。では、食べ物に含まれている保存料、添加物をまったく意識しなければ、1日あたりどれくらいの量の添加物を摂取していると思いますか？　なんと1日あたり平均9グラムにもなるといわれています。この量を毎日摂取していると、どうなるでしょうか。

1日9グラムの添加物を摂取していると、1か月で9グラム×30日＝270グラム。妊娠してから予定日までの40週間で計算すると、9グラム×7日×40週間＝2520グラム。なんと、赤ちゃんの体重と同じくらいの量の添加物を摂取することになるのです。

私は、日々お産のお手伝いの仕事をしていて、生まれたての赤ちゃんを見ていますし、羊水や胎盤なども触っていますが、「添加物の影響もあるのかな？」と考えさせられることがあります。胎内の赤ちゃんは、あなたの食べたもので成長します。育卵中だからこそ添加物に気をつける、育卵中から気をつけることを強くおすすめしたいのです。

しかし、現在の日本の食卓で添加物をゼロにするというのは、かなり難しいことです。では、どうすればいいでしょうか。**①添加物を可能な限り摂取しない、②代謝促進のためにお水を飲む、③排泄力をつける、**の3つのポイントを意識してください。

「①添加物を可能な限り摂取しない」についてですが前ページでもお話ししたように、

原材料の表示をチェックしましょう。表示を見て理解できないもの、例えば「乳化剤って何?」「ショートニングって何?」「アミノ酸○○って何?」といった感じで、わからないものは買わないこととします。特にショートニングやマーガリンが入っているお菓子はやめておきましょう。理想としては、野菜も無農薬の有機野菜がおすすめなのですが、そこまでのものはコストがかかるために継続できないでしょうし、食べられるものが限られてしまいます。そのため、お野菜は旬のもの、近くで生産されたものを選び、可能な限り添加物を摂らないようにしましょう。これだけでも添加物の摂取量をかなり減らせます。

添加物を摂らない次の一手は「②代謝促進のためにお水を飲む」。人間のカラダは約60％が水分です。あなたは1日にどれくらい水分を摂っていますか? 水分は体内にとどまらないので常に補給が必要です。水分は、体内で起こるすべての生化学反応に必要で、栄養素の輸送や老廃物の排泄、体温調節においても重要な役割を担っています。

水分が少なければ、便だけでなく尿も少なくなります。1日5回以上排尿しているか、尿の色は何色か、週に何回汗をかくか、思い起こしてみましょう。摂取した添加物をカラダから排出する割合は、便が75％、尿が20％、汗が3％、爪と髪がそれぞれ1％といわれています。ということは、水分摂取が少ないために代謝が落ち、排便・排尿の回数が減れば、添加物はカラダに蓄積されてしまいます。どこに蓄積されると思いますか？　女性の場合、カラダの中に腔《から》（空）になっている子宮であるといわれています。

赤ちゃんを育てる子宮に添加物が蓄積されるなんて、とてもこわいですよね。ですから、卵子の健やかな成長を促し、卵子を守るためにも、水分摂取はとても大切なのです。成人女性は1日1・5～2リットルの水分摂取が必要とされています。食事だけで600ミリリットルくらい摂取するといわれていますが、コップ1杯（150～250ミリリットル）を1日に6～8杯に分けて摂るのが理想です。朝・昼・晩の食事での3杯以外に、朝起きてすぐに1杯、できれば午前中に1杯、午後に1杯、入浴後に1杯、寝る前に1杯です。コーヒーやアルコールは利尿作用があるため水分に含めません。ジュース類も糖分の摂り過ぎになります。

摂取する水分ですが、冷たいものではカラダを冷やしてしまいます。カラダが冷たい飲み物を体温と同じ温度にしようとしてエネルギーを使ってしまう点からもおすすめしません。できれば温かい飲み物で水分摂取してほしいところですが、せめて冷やしていない常温の水にしてほしいところ。厳密にいえば常温の水でも体温より温度が低いので、口の中で温めてから飲むのがよいとされています。炭酸水なら冷たくなくても飲みやすいので、ノンフレーバーの炭酸水でもいいですね。

水分摂取については、意識してほしいことが多くあり、この小さな行動の積み重ねを習慣化することが大切です。ご自身の健康維持のため、卵巣内の卵子たちの健やかな成長のため、きれいな水を必要な量、届けてあげましょう。

# 育卵生活を潤す飲み物

食事で添加物をゼロにするのが難しいのであれば、意識して水分を摂って体外に排出させましょう。飲み物によって効用も違いますので、ここで「育卵生活を潤す飲み物」を挙げておきましょう。

**①水素水**　抗酸化作用ナンバーワンのお水です。体内にある活性酸素の酸素と水素水の水素が結びついて水となり、尿、汗などになって体外への排出を促してくれます。活性酸素を除去することで卵子の老化を防いでくれます。精子の増殖・運動率や機能低下を防ぐには、ある程度の活性酸素が必要ですが、活性酸素には善玉と悪玉があり、必要な活性酸素は善玉の活性酸素です。水素水は悪玉にしか作用せず、善玉の活性酸素はそのままであるため、精子の増殖促進に効果があるとされています。また、水素分子は分子の

中でも質量が小さく、油にも水にも溶けるので、細胞膜を通過し、細胞のすみずみまで届きます。同じ抗酸化物質であるビタミンCは水溶性なので細胞膜を通過できませんし、ビタミンAは脂溶性なので細胞内に入ることができません。

**②炭酸水**　血行促進で冷え性対策になります。食前に飲むと炭酸ガスが胃にたまるので満腹感を得ることで、食べ過ぎの防止にもつながります。寝起きの1杯として飲むことで腸の蠕動《ぜんどう》を促し、便秘解消効果も期待できます。基本的には常温で飲みます。最近はフレーバーつきのものがありますが、糖質の入っているものはおすすめしません。

**③ミネラルウォーター**　硬水はミネラルたっぷりで、カリウム、カルシウム、マグネシウムなどが塩分の排泄を促進し、むくみを予防したり解消したりします。バナジウムは血糖値を下げてくれます。アルカリイオン水は胃酸過多や消化不良の改善効果が期待できます。

**④麦茶**　カフェインがなく、カルシウム、マグネシウム、カリウム、鉄分、亜鉛などミネラルも含みます。抗酸化作用のあるアルキルピラジンという成分が含まれています。血液をサラサラにするGAVAも入っており、腎臓の働きをよくしてくれます。なお、ハトムギ茶には子宮収縮作用があるので妊活中はNGとしましょう。

**⑤ヨモギ茶**　食物繊維が豊富なためアレルギー低下・高血圧の抑制・コレステロール値低下に効果的です。血液をサラサラにする効果もあります。

**⑥黒豆茶**　ポリフェノールやイソフラボンなど、女性ホルモンを活性化させる栄養や、レシチン、ビタミンE、タンパク質が含まれています。

**⑦ほうじ茶**　カフェインが少なく、発酵でできているお茶なのでカラダを温める効果があります。

**⑧ルイボスティー**　カフェインレスで抗酸化作用があります。鉄分、カルシウム、マグネシウム、亜鉛、ポリフェノールなど、妊活にうれしい栄養素が入っています。カラダを温めてくれるフラボノイドという成分もあり、リラックス効果も期待できます。

**⑨たんぽぽ茶**　カフェインレスコーヒーというよりはハーブティーです。冷え性の改善、むくみの解消、整腸作用、便秘の解消のほか、母乳生成促進や乳腺炎の改善などの効用もあります。子宮内膜の血液循環をよくし、卵胞の発育を促してくれます。

**⑩ローズヒップティー**　抗酸化作用のあるビタミンC、ビタミンEが非常に豊富です。

**⑪ココア**　抗酸化作用があり、血管拡張作用のあるポリフェノールや、子宮環境を整えてくれる亜鉛、貧血に効果のある鉄分を含みます。リラックス効果があり、冷え性の改善

にもよいといわれています。

コーヒー、緑茶、紅茶などのカフェインのある飲料は冷えの大敵で、鉄分の吸収を妨げます。緑茶はタンニンも鉄分の吸収を妨げ、利尿作用があり、水分を排出する際に体温を下げてしまうので、摂り過ぎには注意してください。紅茶も同様、緑茶くらいのカフェインを含みます。摂り過ぎは注意が必要ですが、1日に3杯程度でしたら問題はありません。しかし、お砂糖の入った飲料水はやめてください。ハーブティーなどリラックス効果を得られる紅茶は、効用を確認して飲んでいただいてもいいかなと思います。しかし妊活中はいいけれど、妊娠したら飲まない方がいいハーブティーもありますので、注意しましょう。

# 卵子のための正しい油選び

三大栄養素のうち、タンパク質以外の炭水化物と脂質は過剰摂取といわれています。脂質といわれると肉の脂を思い出すかもしれませんが、常温で固まっているバターやラードなどの飽和脂肪酸と、常温で固まらない菜種油、ごま油、オリーブ油など液状の不飽和脂肪酸とがあります。ラードやバターをそのまま食べたり、油を直接飲んだりすることはありません。では、多くの脂質をどのように摂取しているのでしょうか？　脂質の多くは、液状の油やバターなど食べ物に含まれているもので、混ざっていることが大半です。知らず知らずのうちに過剰に油を摂取していることになるのです。油の摂り方を変えるということは、食生活全般を見直すことにもなります。育卵に必要な正しい油の摂り方をマスターしましょう。

大前提を3つお話しします。**①摂り過ぎてはいけない、②種類を知る、③いい油を使う**

です。

まず「①摂り過ぎてはいけない」ですが、脂質は細胞膜の構成成分であり、卵子も同じです。人間の脳の6割以上は脂質で構成されていますし、育卵に限っては、脂質はホルモン生成や生理機能を調節するのにも欠かせません。体温調整にも関与していて、ビタミンDやビタミンEなど育卵に必要な栄養素の吸収を促進する役割も担っています。生きていくのに必要な栄養素ではありますが、摂り過ぎはよくありません。

次に「②種類を知る」ですが、油の種類は次のように分けられます。

**飽和脂肪酸**……肉の脂肪・バターなど、常温では固形。

**不飽和脂肪酸**…植物や魚に多く含まれ、液体で存在。以下の種類があります。

オメガ6系脂肪酸…リノール酸、コーン油、ごま油、大豆油、紅花油、ひまわり油

オメガ3系脂肪酸…アルファリノレン酸、ＥＰＡ、ＤＨＡ、魚の油、フラックスオイル（アマニ油）、エゴマ油、シソ油

オメガ9系脂肪酸…オレイン酸、オリーブオイル、菜種油、パーム油

油には、いい油と悪い油があります。悪い油とは、古い油、酸化した油、大量生産された油、トランス脂肪酸を含む油脂です。惣菜、ファーストフード、買ったお弁当の揚げ物、揚げ菓子などは古い油で調理されることが多く酸化しています。ショートニングやマーガリンは製造過程でトランス脂肪酸を多く含むため、それらを使ったお菓子やファーストフード、加工品、冷凍食品もカラダによくありません。「特保」と聞くと、カラダによさそうですが、化学溶媒を使って大量生産している油はよくありません。

いい油とは、化学溶媒を使っていないものをいいます。例えば、オリーブオイルの中でも、自然に絞ったものをコールドプレスといい、低温で製造されています。光による酸化を防ぐために遮光の瓶などに入っています。アマニ油は、不足がちな必須脂肪酸であるオメガ3系脂肪酸を最も豊富に含んでいておすすめです。妊活中に血液をサラサラにする効用で血流改善、冷え性改善が期待される魚油（EPA、DHA）についてですが、現在、魚の水銀汚染は避けられません。大量の魚（天然・養殖にかかわらず）から濃縮した油のサプリメントは、水銀汚染のリスクが高いと考えられます。魚油（EPA、DHA）を摂取したいときは、そのまま魚を食べたほうがよいでしょう。

最後に「③いい油を使う」にはどうしたらいいでしょうか。現在、リノール酸を代表とするオメガ6系脂肪酸の摂り過ぎで、オメガ3系脂肪酸は不足しているといわれ、カラダの不調、アレルギー疾患の増加、不妊の原因にもなっているといわれています。オメガ6系脂肪酸はオメガ3系脂肪酸の3倍摂るのが正しいのです。

オメガ6系脂肪酸を減らすために、調理にオリーブオイルやバターを使い、オメガ3系脂肪酸を増やすには、青魚（イワシ、アジ、サバ、サンマ、マグロなど）を週2回以上食べることとし、ドレッシングにはサラダ油を使わず、アマニ油をおすすめしています。

脂の多い肉を少なくする（特に脂の多い肉）、外食はできるだけ控える、マーガリンやショートニングを使ったお菓子や食品を食べない、ファーストフードや加工食品、冷凍食品は控える、加工した植物油は使わないように意識しましょう。正しく油を摂れば、将来授かるわが子の脳の発達促進に影響するほか、アレルギー疾患にかかるリスクを減らすこともできるといわれています。

## ◆こわ～い、こわ～い、マーガリンとショートニング

女性ホルモンの原材料となる良質なコレステロールは育卵にも必要です。コレステロー

ルとは脂質のひとつ。悪玉と善玉があり、悪玉を増やす食品の多くは動物性脂肪です。脂肪の多い肉、バター、牛乳などが該当します。しかし、これら食品よりマーガリンやショートニングの方がカラダによくありません。人体に悪影響を及ぼす人口調味料とされ、欧米では摂取が規制されています。マーガリンやショートニングは「食べるプラスチック」ともいわれ、排泄されにくく蓄積されやすい食品です。また、多量に摂取すると体内で女性ホルモンと同じような作用をします。婦人科系の病気に影響しているともいわれています。

大量生産される市販のパンやお菓子の多くに、安価ですむマーガリンやショートニングが使われていますが、卵子のアンチエイジングのためには食べないのが無難です。「パンやお菓子を食べるのは絶対ダメ」と言っているのではなく、ショートニングや防腐剤が入っていないパン屋さんのパンや、天然酵母や全粒粉のパンなどを選ぶようにしましょう。これにブロッコリースプラウトやアボカド、鶏肉やツナのサンドウィッチにするなど、パンの食べ方をひと工夫、ふた工夫して、育卵中のパン食を楽しんでみてはいかがでしょうか。

## 育卵生活中はスイーツ禁止！おすすめおやつはこれです

「おやつにパンやケーキなどをガッツリと食べたくなります！」。相談者からよく聞く言葉です。しかし、妊活中は、育卵に必要な栄養素を摂取するのが第一優先。私が個別で相談に応じたり食事指導をしたりしている方のほぼ全員が1日の必要タンパク質摂取量をクリアするのに苦しんでおり、ほぼ全員がタンパク質の摂取だけでお腹がいっぱいで、おやつにガッツリしたものを食べる余裕はありません。1日のタンパク質摂取量をクリアしようとしたら、間食もタンパク質摂取源になるものを食べなくてはいけないのが現状です。

とはいえ、気持ち的に「スイーツはダメ！」となるとストレスの反動で食べてしまいがちになるので、3回の食事で1日のタンパク質摂取量をクリアしたら、食べてもOKということにしましょう。ただ、ガッツリとしたおやつの代表的なものであるケーキやパンケーキなどは、小麦粉、砂糖、マーガリンなどを使っていることが多く、控えてほしい食材のワースト3がそろっています。小麦粉は、グルテンアレルギーなどもあり、せっかく栄養のあるものを食べても、消化吸収力を落としてしまうこともあるのです。砂糖が大量に入っていて、血糖値が急上昇し、大事な卵子たちの糖化による老化を促進してしまいます。どうしてもスイーツが食べたければ、小麦粉や白砂糖、マーガリンが入っているものは極力避けて、卵子ファーストでセレクトしてください。

おすすめは、ノンシュガーの高タンパク質ヨーグルトにきな粉をたっぷりかけて、てんさいが原材料のオリゴ糖をかけたもの。これだけでタンパク質量15グラムになります。きな粉も大豆なのでタンパク質の摂取源になり、食物繊維が豊富です。オリゴ糖も腸内環境を整えてくれます。もっとお手軽におやつを食べたいときは、カカオ70％以上のアーモンド入りチョコレートやひと握りのナッツはいかがでしょうか。仕事帰りに常備してもいいですね。また、無調製豆乳も小腹が空いたときのおやつとしておすすめです。

# 主食と白い食べ物を見直そう

「朝をパン食にしてはダメですか？」とよく質問されます。私がおすすめする「妊勝朝食」では、基本的にはパンを主食にしません。パンだけでなく、小麦粉からつくられるもの、例えばうどんやパスタなどの麺類も含めて、おすすめはしません。小麦粉は麦を精製したもので、酸化していると考えるからです。また、パンは砂糖や油を含んで調理されることが多く、1日の始まりの朝食としていきなりパンを食べると血糖値が急上昇しやすいというのもマイナスポイントです。

精製しているという点から、同じく主食の白米や白砂糖もおすすめしません。白い食材は、元々の食材を精製することにより、本来ある豊富な栄養部分が排除され、栄養価が低くなっているのです。また、精製することで殻が削られ、空気に触れる面積が大きくなり、酸化しやすくなるのです。お米なら、玄米（発芽玄米・酵素玄米も含む。白米より農薬が残っていることがあるので農薬の残留量を注意）や雑穀米にすれば、白米だけでは得られない栄養素を摂取することが可能です。砂糖なら黒糖、きび糖、てんさい糖です。上白糖やグラニュー糖は栄養成分がほぼ糖であるのに対し、こういった茶色い砂糖はカリウムやマグネシウム、鉄などのミネラルが含まれています。塩も種類により栄養価が異なり、いわゆる食塩（食卓塩）は人工的に精製されたものであり、ミネラルなどの栄養はありません。少し高くても天然塩を選びましょう。

白い食べ物でも、白米なら、食べ方を変えるだけで育卵中の方にとってうれしい効果が得られます。冷めればデンプンが難消化性デンプン「レジスタントスターチ」に変化し、腸に対して食物繊維のような効用があり、血糖を上がりにくくしてくれるのです。ですから、お昼にお弁当をつくっていくことは、育卵中、とてもよい習慣といえます。とはいえ、ベジタブルファーストの食べ順は守りましょうね。また、冷えたご飯とはいえ、食べ過ぎはよくありませんので注意しましょう。

# 日本の調味料は素晴らしい

調味料の「さしすせそ」にこだわるのも、育卵にメリットがあります。日本人に欠かせない調味料に醤油《しょうゆ》と味噌《みそ》がありますが、どちらも大豆を発酵させてつくられています。しかし、今どきの安い醤油や味噌には発酵させていないものもあります。醤油は本来6か月くらい発酵させるものですが、安いものは時間とコストを抑えるためにじっくり発酵させていませんし、カラメル色素で色がつけてあります。味噌も本来は数か月から1年ほど発酵させるものですが、安いものはしっかり発酵させていません。

なぜ時間をかけて発酵させたものがよいかというと、卵子のアンチエイジングに酵素が大きく影響していることと、発酵中に発生する生きた菌が腸内環境を整え「育卵中の腸活」にもつながるからです。

「さしすせそ」のそれぞれの調味料の選び方をまとめておきましょう。

**さ（砂糖）**――精製され過ぎていない、ミネラルとビタミンを含んでいるものを選びましょう。

**し（塩）**――天然塩には「にがり」の成分（カルシウムやマグネシウム）が残っており、鉄・カリウムなど60種類以上のミネラル分が豊富に含まれているので、こちらを選びましょう。食卓塩は塩化ナトリウム99％以上で炭酸マグネシウムを添加したもので、ミネラル分は含まれていません。

**す（酢）**――酢は、米、麦、りんご、ブドウなどの糖質を含んでいる食材をアルコール発酵させた後、酢酸発酵させたものです。製法によって醸造酢と合成酢に分けられます。醸造酢は時間をかけて2～3か月以上かけて熟成させていますが、合成酢は科学的に合成した酢酸に水や醸造酢、化学調味料を加えて数時間から24時間発酵させたものです。もちろん、醸造酢を選びましょう。

**せ（醤油）**――醤油の主な原材料は、大豆・小麦・塩で、これに麹菌《きくきん》を加えて6か月ほど発酵・熟成させています。安い醤油は、発酵されていません。「本醸造」と書かれているものを選びましょう。

**そ（味噌）**――味噌の主な原材料は大豆・麹《こうじ》・塩・種水です。数か月から1年ほど発酵・熟成させます。安いものは加熱処理され、酵母菌・麹菌・酵素などが失われています。容器に空気穴があるものは本格的に発酵・熟成されたものなので、選ぶときの目印としてください。

日本の調味料は、素晴らしい発酵食品であり、栄養価も高いのです。調味料を変えるだけでも、化学物質の摂取を抑えられ、本物の発酵食品を摂取できます。手間ひまかけてつくられた本物の調味料を使えば「妊活食」が「妊勝食」に変わっていくのです。

# 妊活の救世主　ミトコンドリアと食事

最近では卵子の**ミトコンドリア**を活性させ、卵子にエネルギーを与えることが原因不明の不妊に有効であるといわれています。私も、ミトコンドリアはなかなか妊娠成立に至らない方々の「救世主」だと思います。年齢に関係なく育卵生活、食事や簡単な運動によって増やすことができます。

ミトコンドリアは、細胞の中にある小器官のひとつで、細胞全体の10～20％を占めます。細胞によっては100～３０００個のミトコンドリアが含まれており、さまざまな役割をはたしています。ミトコンドリアの最も重要な役割が、エネルギーをつくり出す働きです。食事から摂取した糖や脂質と呼吸から得られた酸素を使って、ＡＴＰ（アデノシン三リン酸）というエネルギーを放出する物質をつくり出します。しかし、このミトコンドリアがエネルギーをつくり出す際も、活性酸素が発生します。卵子も同じです。

卵子1個に対し10万個のミトコンドリアが存在するといわれています。卵子はほかの細胞とは比較にならないほどミトコンドリアを必要とします。心臓の細胞ですら1個の細胞に対して3000個といわれていますので、卵子にとってミトコンドリアからのエネルギー供給がどれだけ重要かがわかるのではないでしょうか。

卵子は生命の源です。卵巣の中で成長・排卵・受精・着床するのに膨大なエネルギーを必要とします。にもかかわらず、卵子も、卵子の中に存在するミトコンドリアも生まれてから入れ替わらない細胞のため、長年、活性酸素による酸化ストレスを受け続け、経年により正常な機能を保つことが難しくなってくるのです。エネルギーをつくり出す際も活性酸素が発生するため、卵子にとっては酸化ストレスフルの状態なのです。この活性酸素が卵子の細胞内でＤＮＡを攻撃します。

よい卵子には、卵巣内での成長力、受精力、分割力、着床力があります。これらの力の改善には、残念ながら医療では限界があります。卵子の質の低下を食い止めるには、食生活や生活習慣により酸化ストレスから自分の卵子を守り対抗する力、すなわち抗酸化力を持つことと、ミトコンドリアによるエネルギー補給が大きなカギとなります。しかし、増えたところで、①ミトコンドリア自体に酸化ストレスによる機能低下があり、エネルギーを放出する力がない、②放出するエネルギーを効率よくつくり出す環境が整っていない、③抗酸化力がない、といった状態ですと、卵子の質の低下を食い止める力へ効率よくシフトできません。ここで、①〜③の改善に役立つ成分や食品を挙げてみましょう。

①ミトコンドリア自体が酸化ストレスで機能が低下し、エネルギーを放出する力がない場合には、ミトコンドリアを増やし、働きを助ける効果がある「タウリン」が役立ちます。タウリンは、イカ、タコ、牡蠣、あさり、しじみなどに多く含まれているアミノ酸の一種で、熱に強く水に溶けやすいので、これらの食材が入ったスープなどで摂るのが適しています。

②放出するエネルギーを効率よくつくり出す環境が整っていない場合には、「鉄」がいいでしょう。ミトコンドリアがエネルギーをつくるとき、酸化還元反応（酸素を得たり失ったりする反応）をしますが、その反応を触媒する酵素の中心として働くのが鉄です。動物性食品に含まれるヘム鉄（レバー、赤身の肉、魚）、貝類や植物性食品に含まれる非ヘム鉄

（海草、豆、ほうれん草）などを意識して摂りましょう。ヘム鉄の吸収率は非ヘム鉄の約5倍です。鉄分は、動物性タンパク質や、レモン、みかん、梅干しなどに含まれるクエン酸と一緒に摂取すると吸収率が上がります。非ヘム鉄はビタミンCと一緒に摂取すると吸収率が上がります。

③抗酸化力がない場合には、ビタミンB群を摂りましょう。ミトコンドリアはATP（エネルギー）をつくるためにクエン酸回路を働かせますが、その際にビタミンB群が必要です。ビタミンB群は豚肉、魚介、豆類、卵、乳製品に多く含まれています。果物にも含まれており、果物には抗酸化作用があるとされていますが、カラダを冷やすので、それ以外でおすすめの食材を挙げておきましょう。ブロッコリースプラウト、豆苗、大豆もやし、アボカド、人参、かぼちゃ、トマト、ナス、ピーマン、大豆、キャベツ、ニンニク、生姜、アーモンドです。中でもブロッコリースプラウトのうち「ブロッコリースーパースプラウト」という商品名のものは抗酸化作用力が抜群に高く、抗糖化作用、抗炎症作用もあるので、特におすすめです。

効率よくミトコンドリアを活性化するには、食べ方も重要です。ポイントは腹八分目とすることです。また、ミトコンドリアは飢餓状態のほうが活発にエネルギーを供給しようと働くので、「ゆる断食」もおすすめです。夕食を18時までに食べる、もしくは朝食や昼食を夜の分までしっかり食べて、夕食は軽いものだけにするというのもいいでしょう。食べない時間をつくることにより、ミトコンドリアが活性化してくれます。夜、たくさん食べないことにより、消化酵素の無駄使いも防ぐことができ、睡眠時の代謝酵素の働きにシフトしてくれるようになるので一石二鳥です。しかし、夕食を軽くする場合、ミトコンドリアは筋肉に存在するので、毎日のタンパク質摂取が、朝食と昼食で十分にできていることが前提です。また、まったく食べない日を何日も続けるような断食はしないでください。

私は、帰りが遅くなったときの夕食はナッツをひと握りと味噌汁に卵を入れたものですませることが多いです。時間に余裕があるときは、タンパク質摂取ができて消化のよい主菜と味噌汁だけとします。基本的に夜は炭水化物を摂りません。育卵中の夜は、睡眠によって、メラトニン、代謝酵素、成長ホルモンを味方にするためにありますから、夕食は軽めにすませるようにしましょう。そうすれば、翌日の朝食が楽しみになり、おいしくいただけます。

## ミトコンドリアのパワーを全開にさせる

ここまで、妊活の救世主であるミトコンドリアを活性化させるための食事についてお話ししてきました。ここでは、ミトコンドリアの性質を知り、パワーを全開させるためのコツや運動についてお話しします。

ミトコンドリアは生きていく上で必要なエネルギーを生み出す発電所みたいな役割をしています。ミトコンドリアの80％は骨格筋に存在しており、背中や太ももなどの大きな筋肉を鍛える筋トレは、ミトコンドリアの活性化につながります。また、ミトコンドリアはエネルギーを産出するときに酸素を必要とするので、有酸素運動も効果的です。

効率よくミトコンドリアが活性化するタイミングは、①カラダがエネルギー不足と感じたとき、②空腹のとき、③寒いときの3つがあり、このタイミングも利用して、ミトコンドリア活性のスイッチを入れていきましょう。

もうひとつ、体温も重要です。ミトコンドリアは体温36・5度以上で最も活性化します。低体温下では活動が弱まり、エネルギーの生成力が落ちて代謝が下がり、太りやすく疲れやすくなり、免疫力も下がります。体内で発生する活性酸素の90％は、ミトコンドリアがエネルギーを生成するときに発生しますが、低体温では、活性酸素を除去してくれる酵素の力も弱まりますので、除去されない活性酸素によって、ミトコンドリアが傷つけられ、エネルギー産出の働きが弱くなったり、老化現象を促進したりしてしまいます。

これは、卵子に関しても同じです。卵子の老化を最小限にして、少しでもよい環境で育卵をするためにも、質のよい卵子の条件である成長力、受精力、分割力、着床力がパワー全開して妊娠成立を目指すためにも、ミトコンドリアを活性させることは、重要なポイントとなります。しかし、加齢による筋肉量の減少とともに、元気なミトコンドリアの数も減り続けます。では、どうしたらよいでしょう。次の心がけや習慣が大切です。

①カラダがエネルギー不足と感じたときにミトコンドリア活性のスイッチが入るため、運動によってエネルギーを消費する。息が上がるほどの強めの運動を心がける。

②空腹によってカラダがエネルギー不足を感じるため、お腹が空いてから食事をする、食べ過ぎない、腹八分目を心がける。週に1度1食を抜いて18時間以上食事の間隔をあけることを習慣にする。

このふたつを実行すれば2週間でミトコンドリアは増え、実行すればするほど活性化されるでしょう。疲れにくくなった、朝の目覚めがよくなった、カラダが軽くなったなどと感じたらミトコンドリアが活性化されている兆候です。

運動に関しては「タバタトレーニング」や「バーピー」などがおすすめです。短時間でカラダを追い込んでいくようなインターバルトレーニングの一種です。きつい運動が苦手な方はインターバル速歩がおすすめです。背筋を伸ばして少し大きめの歩幅で、「ゆっくり歩き」と「早歩き＝全力の速さの70％の速さ」を3分間交互に行います。1日に最低でも5セット（15分間）、可能なら10セット（30分間）、週4回を目標に行いましょう。

# 猫背を卒業してミトコンドリアを活性化

あなたの立ち姿は、背筋がピンと伸びていて美しいでしょうか? ミトコンドリアは、背筋や太ももの筋肉に多く含まれているので、意識して筋肉を動かしたり、少しストレスをかけたりして鍛えなくてはなりません。

女性はどうしても背筋力が弱く、背中が丸まるため、猫背になりがちです。首と肩に大きなストレスがかかって肩こりの原因にもなります。肩こりは全身の血流が滞っているサインでもあり、骨盤内の血流も悪いということになります。また、首筋や肩甲骨の周りや腎臓周辺、脇の下には、褐色細胞という細胞があり、この褐色細胞にはミトコンドリアが多く含まれます。この褐色細胞にはエネルギーを熱に変換する体温維持機能が備わっていて、冷え改善にも効果的です。赤ちゃんが生まれる瞬間、第一呼吸を促すために、私たち助産師は、赤ちゃんの肩甲骨から背中にかけて刺激します。動物も、親が生まれてきたばかりのわが子の全身を一生懸命、舐めますよね。それも同じです。褐色細胞を刺激して、生命維持に必要なスイッチを入れているのです。

人間の大人も同じです。このあたりを意識して動かし、刺激することは、褐色細胞を刺激することにもなり、ミトコンドリア活性につながります。代謝もアップします。しかし、この褐色細胞も年齢とともに減少してしまいます。それを補うためにも、ミトコンドリアを活性化させなければいけません、普段から背筋を立てて美しい姿勢を過ごすように意識しましょう。背筋を伸ばし姿勢よく保とうとするだけでも背筋に負担がかかり、ミトコンドリアの活性につながります。時々、自分の歩く姿、デスクワークで座っている姿を不意打ちに横からカメラで撮ってもらい、客観視するのもよいでしょう。

ここで、簡単な肩こりや肩甲骨周りの血流がわかる方法と改善ストレッチも書いておきましょう。

## ◆肩こりのチェックと改善方法

顎《あご》を胸につけます。両手の指を指と指の間に交互に入れ、クロスしたまま後頭部に持っていきます。首に近いところから、息をしっかり吐きながら、肘と肘をつけるように頭を押します。押しながらゆっくり首を左右に傾けるのも効果的です。１回１回、手を置く位置を上にずらしてみましょう。筋肉が張って痛ければ、肩がこっています。呼吸を意識し、ゆっくりと首筋を伸ばしてみましょう。痛気持ちいいぐらいに、好きなだけやってください。

## ◆肩甲骨周りのこりチェックと改善方法

両手を背中に持っていって、左右肩甲骨の真ん中で手のひら全体をしっかりと合わせられますか？　痛みもなく、違和感もなく左右の手のひらを合わせられたら、肩甲骨周りの柔軟性があります。痛みがあったり、なかなか手のひら全体を合わせたりできないなら、腰のあたりで手のひらが上になるようにクロスして、胸を広げます。顎は胸につけ、息を吐きながら、クロスした手のひらをお尻の割れ目に沿って、お尻の下あたりまでまっすぐ下に引っ張るようにします。胸を広げるように、左右の肩甲骨は寄せていくようなイメージで、それと同時に両肘もしっかりカラダに沿って伸ばしていきます。息を吐き切ったら、息を吸うとともに両肘をゆるめて腰のあたりまで戻して曲げます。５回以上やってみましょう。

その後、顎を上に向け、両腰に両肘を曲げて手を置き、息を吸うとともに胸を広げて両肘をつけるようにします。息を吐きながら顎を胸につけ、肩甲骨を広げるように胸を閉じて両肘を近づけるようなイメージで、お腹にある空気も全部吐き出すくらいぺったんこにしてください。これも5回以上繰り返します。

最後に、全身全力の背伸びです。足裏全体をしっかりつけて立ちます。膝と膝もくっつけて、顔はまっすぐ前を見たまま、手のひらを裏返してクロスして、息を吸いながら、その手のひらを上に伸ばせるだけまっすぐに伸ばしてください。肩を耳よりも少し後ろにつけるイメージで、胸をしっかり広げて、息が続く限り、限界まで背伸びをしてください。これ以上ダメだと思ったところで手をほどき、上半身脱力で息を一気に吐き出します。

全部やっても3分かかりません。やってみると上半身の血流がよくなった感覚が得られると思いますよ。

# 第4章

# 妊活を成功に導く「妊勝朝食」

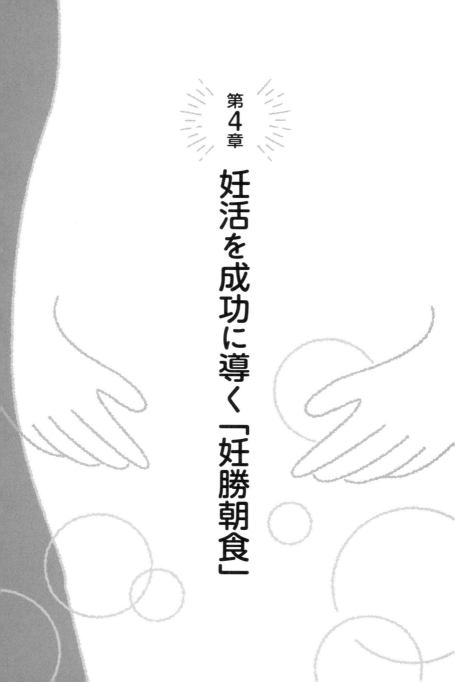

# 妊勝朝食の特徴　①高タンパク質

この章では、妊活中、育卵中の方にとても大事な妊活用の朝食についてお話ししましょう。妊娠に導く朝食ということで「妊勝朝食」と私は名づけています。

妊勝朝食は、タンパク質がしっかり摂取でき、抗酸化作用、抗糖化作用、抗炎症作用のある食品でつくったメニューです。ボリューム満点で、おいしいですし、つくるのも簡単。切るだけ、焼くだけ、茹《ゆ》でるだけ、和えるだけのものばかりです。私のInstagramでは1年分以上の妊勝朝食メニューを紹介していますが、この本でも特におすすめのものを紹介します（161ページ〜）。

タンパク質が上手に摂れるオールスター食品は、味噌汁、卵料理、納豆、豆腐です。

ご飯の量は、運動量や活動量に応じて、1回の食事で摂取できる量として、大・中・小を選んでください。「大」は大人茶碗に大盛りで150グラム以上、アスリートや肉体労働をしている人向けです。「中」は大人茶碗に軽く1杯で150グラム、成人男性向けです。「小」は子ども用の茶碗に軽く1杯で50グラム、女性向けです。基本的に妊活中の女性も「小」としましょう。糖からのエネルギー変換量を少なくし、摂取したタンパク質からのエネルギー変換を促せるよう設計しています。タンパク質からのエネルギーが変換されるときにミトコンドリアが活性化されるように設計したのですが、タンパク質ばかりでご飯をまったく食べないのもよい食事とはいえないために、ご飯の量を調整しています。

1日に必要なタンパク質の3分の1が動物性と植物性の両方から摂取できるようにしてあります。タンパク質が足りなければ、ほかの栄養素をいくら補っても意味がありません。

体重50キログラムの方の1日推奨摂取量は50～75グラム。妊勝朝食では、その3分の1の15～25グラムを摂取できるようになっています。昼と夜だけで、1日に必要なタンパク質の量をカバーするのは難しいです。「朝からこんなに食べられない」と言う人もいますが、育卵中はこの量が必要なのだと理解してください。

## 妊勝朝食の特徴　②抗酸化作用

　抗酸化力は、タンパク質と違ってどれだけ摂取できたと「見える化」ができません。意識して毎食、抗酸化作用のある食材を摂取することが大切です。抗酸化作用のある食材として緑黄色野菜や果物が挙げられますが、妊勝朝食では、抗酸化作用を得るだけでなく、葉酸など妊娠に欠かせないほかの栄養素も摂取できるよう野菜中心のメニューとしています。また、抗酸化作用のある食材だけでお腹いっぱいになるとタンパク質の摂取量に影響しますので、少量で効率よく抗酸化力を得るため、ほぼ毎日スプラウト系の副菜を添えています。私がよく使うのは、豆苗とブロッコリースプラウト。たくさん食べてもお腹いっぱいになりません。豆苗は葉酸を多く含み、ブロッコリースプラウトはケタ違いに抗酸化作用が高い食材で、洗わずに何かに添えるだけで食べられます。キャベツや輪切りのネギ感覚でお肉に添えたり、納豆に入れたりするのもおすすめの食べ方のひとつです。

# 妊勝朝食の特徴　③抗糖化・抗炎症化作用

「ＡＧＥ」という物質をご存じでしょうか。「終末糖化産物」ともいわれ、タンパク質と糖が加熱されてできた物質です。強い毒性を持ち、老化の原因物質とされています。妊娠の成立・継続だけでなく、生まれてくる子の健康にまで影響を及ぼすという研究報告もあります。高血糖状態、つまり血中のブドウ糖が過剰になると、細胞や組織をつくっているタンパク質に糖が結びつき、体温で熱せられ「糖化」が起きます。初期の段階で糖の濃度が下がれば正常なタンパク質に戻るのですが、高血糖状態が続くと、毒性の強い物質に変わってしまい、元には戻れなくなります。

このＡＧＥは育卵にどのような影響を与えるでしょうか。血中や卵胞液中のＡＧＥレベルが高値である人ほど、卵胞の発育に影響し、採卵数が少なく、受精率が低く、胚発達が不良で、妊娠率が低いという研究結果が出ています。多嚢胞性卵巣症候群による排卵障害は、血糖コントロールによって改善できるといわれています。妊娠中の糖尿病、高血圧は、胎児の発育に影響します。「生活習慣病胎児期発症起源説」「胎児プログラミング仮説」などによると、妊娠中の胎内環境が胎児期の成長に大きく影響し、子どもが生まれてからの健康状態や発達にも影響するとのことです。

では、どうしたらＡＧＥを抑えられるかですが、ひと言でいえば、血糖をコントロールし、高血糖状態にしないことです。血糖については、第３章でもお話ししましたが、妊勝朝食の効果を上げるためにも、食べ順を守り、ゆっくり食べること（117ページ）を意識し、さらにご飯の量も守ってください。妊勝朝食では、血糖をコントロールするためにも、ご飯の量は子ども用の茶碗１杯にしています。また、抗酸化作用だけでなく、抗糖化・抗炎症化作用にもイチオシのブロッコリースプラウトや豆苗などの簡単小鉢も添えています。この簡単小鉢でＡＧＥを抑え、あなたの卵子を老化から守りましょう。

## 妊勝朝食の特徴　④夫婦の時間づくり

ここまで妊勝朝食をご紹介してきましたが、朝食だけでなく夕食も含めて、夫婦で一緒に食事をしていますか？　テレワークの普及でご自身やパートナーが家にいる時間が増えたという方もいるかと思いますが、会話の時間はどうでしょうか？

私が、妊勝朝食をつくり始めた理由のひとつは、夫婦の時間づくりのためです。少しだけ努力すれば夫婦一緒の時間がとれるのが朝だと考えたのです。また、食事の中で一番手を抜きがちなのが朝食です。パンだけ買っておいて、あとは勝手に食べてね、では夫婦一緒の時間もとれませんし、育卵に必要な栄養も摂取できません。味噌汁だけでも、毎朝つくれば、それだけでも朝の風景が違ってきます。夫婦関係にも影響します。

ある相談者のパートナーの方がこうおっしゃっていました。「普段、朝ごはんを食べないこともあるのですが、毎朝、朝食がテーブルに用意されていたら、奥さんの愛情を感じます。一緒に頑張ろう！　協力しよう！　と思いますよ」
さりげなく妊活に巻き込むのに、朝食はいい方法です。あくまでも、さりげなく。「せっかくつくったんだから、食べてよ！」とか、「これだけやっているんだから、あなたも協力するのがあたり前でしょう！」みたいな言動はとらないようにしましょう。

育卵中から朝食づくりに慣れておくことは、妊娠中も、お子さんが生まれてからご飯を食べるようになったときの練習になります。子どもにご飯を食べさせないわけにはいきません。栄養は子どもの健康と発達に大きく影響します。だからといって、手の込んだ立派な朝食をつくる必要もありません。必要な栄養が摂れれば見た目なんて二の次です。これは妊勝朝食でも同じこと。「よく朝から、あれだけの朝食をつくれますね。私には無理です」などと言う人もいますが、あれはＳＮＳ映えするようにセッティングしているだけです。私だって写真を撮らないときは、納豆をパックのまま食べています。そんなものです。

ただ、きれいな器に入れ、お盆やランチマットに乗せてテーブルの上に配膳すると、パートナーの反応は違うかもしれません。パートナーが5分でも早起きをして、一緒に朝食を食べるようになったら……、それだけでも妊活朝食をつくる意味があります。

# 15分でつくれる妊勝朝食レシピ

忙しい朝に短時間でつくれる
おすすめ朝食メニューをご紹介します。

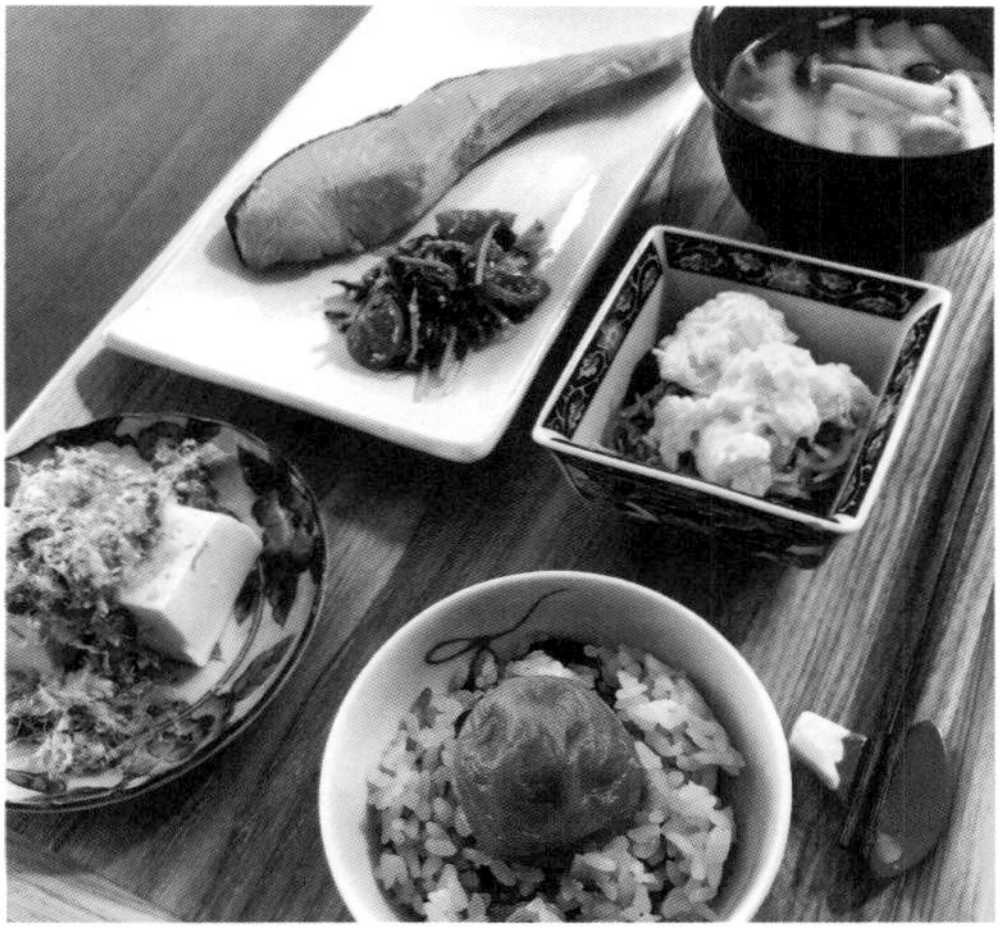

## 甘塩銀鮭の豆苗ナムル添え

冷奴のオクラと鰹節《かつお》のせ、小松菜とシラスのさっと炒めと炒り卵、梅干しのせ豆雑穀米、しめじと油揚げの味噌汁

つくり方

### ＊甘塩銀鮭の豆苗ナムル添え

甘塩の銀鮭を焼きます。豆苗は密閉容器に入れてレンジで 40 秒加熱します。半分に切ったミニトマト、もみ海苔《のり》を入れ、ごま油と塩少々で和《あ》え、最後に白の炒りごまをふって、銀鮭に添えます。

### ＊冷奴のオクラと鰹節のせ

絹ごし豆腐に、茹でて醤油で味付けしたオクラと鰹節をのせて出来上がりです。

### ＊小松菜とシラスのさっと炒めと炒り卵

フライパンにごま油を引き、カットした生の小松菜とシラスをお好みの量入れて、ひと混ぜします。酒と出汁《だし》醤油を少量かけ回したら、全体になじむように混ぜて、火を止めます。器に盛り、ごま油でつくったふわふわ炒り卵をトッピングします。

# 豆苗の豚しゃぶのせ、茹で鶏&茹で卵

## 豆雑穀米、納豆 with MCTオイル、エノキとネギの味噌汁

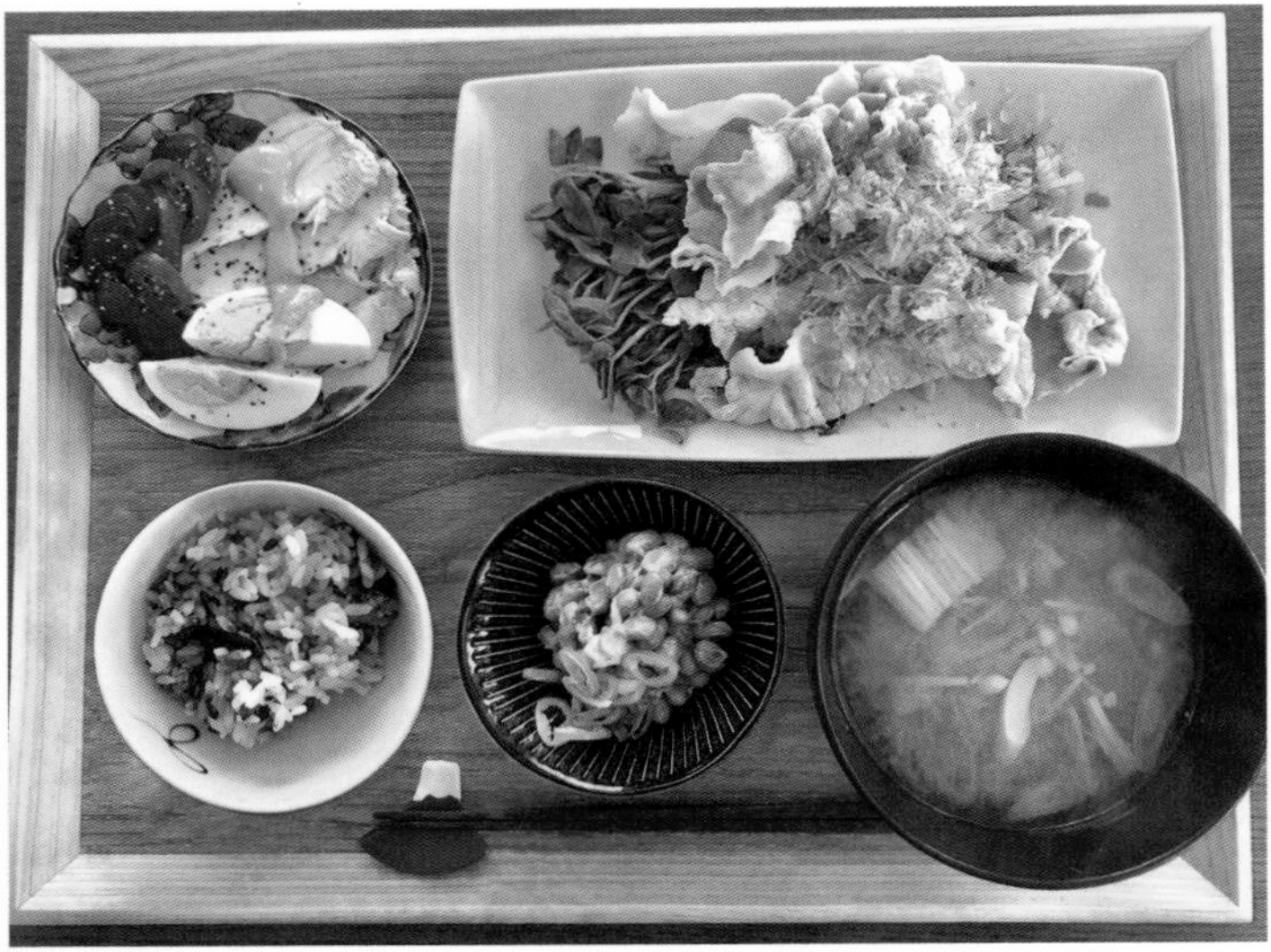

つくり方

### ＊茹で鶏&茹で卵

鶏むね肉を茹でたものをスライスします。茹で卵とミニトマトを添えて、ごまだれをかけて出来上がりです。
茹で鶏はつくり置きしておくと、あと1品欲しいときに重宝します。

### ＊豆苗の豚しゃぶのせ

豆苗2分の1パックをレンジで1分弱加熱し、お皿に盛り付けます。その上に豚肉のしゃぶしゃぶをのせ、鰹節をたっぷりトッピング。ポン酢をかけていただきます。

困ったとき、悩んだときのお助けメニュー。タンパク質の摂取量も抗酸化作用もバッチリな上においしいので、妊勝朝食として何度でも食べてほしい1品です。

むつ、厚揚げ、ちくわでタンパク質量も十分!

# 銀むつの西京漬、厚揚げの甘辛煮豆苗添え

鰹節ともみ海苔のご飯、きのこたっぷり味噌汁、ちくわとブロッコリースプラウトのマヨネーズ和え

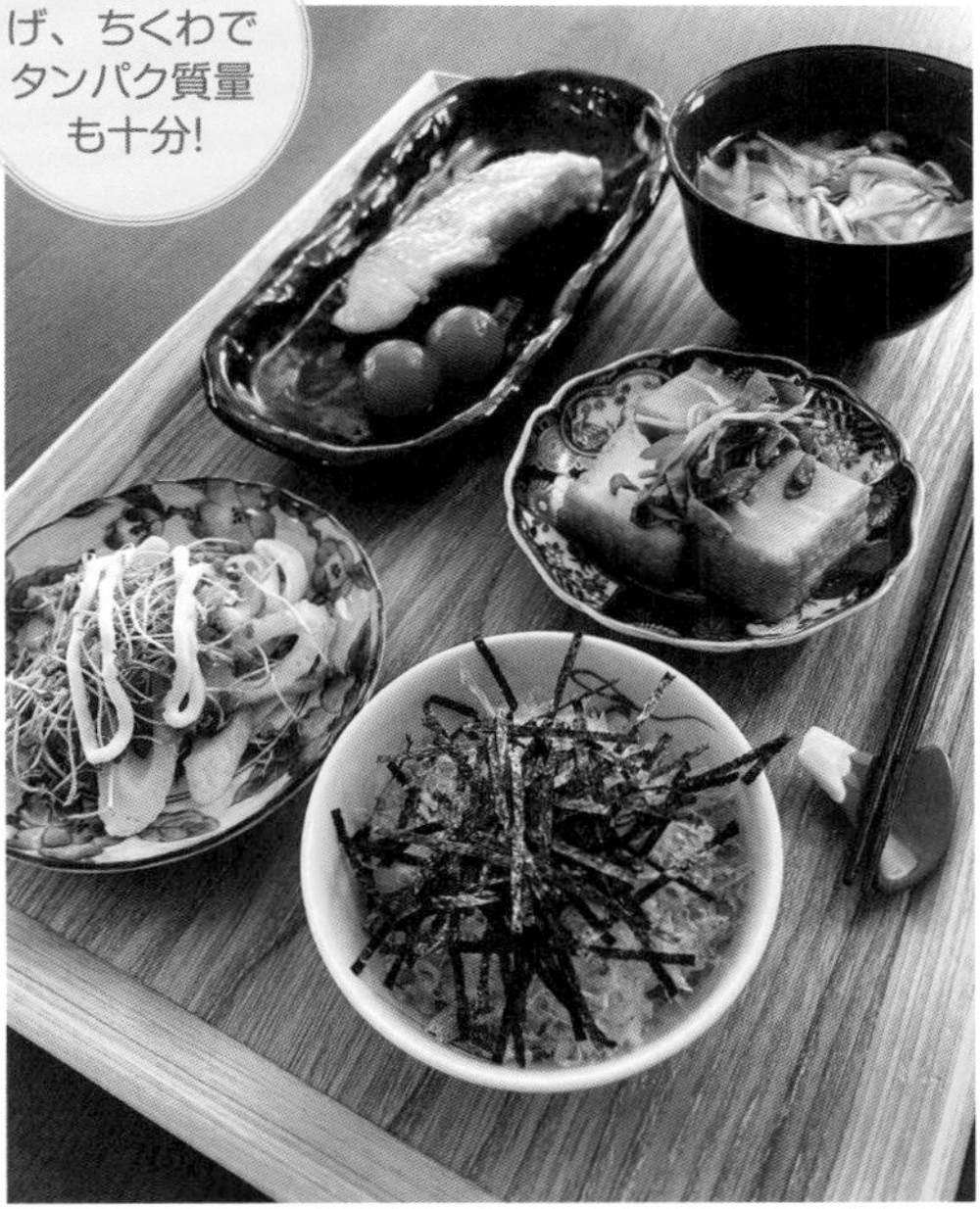

つくり方

**＊銀むつの西京漬**

クッキングシートを敷いたフライパンに銀むつの西京漬をのせて細火でゆっくりじっくり焦げないように焼き、ミニトマトを添えます。

**＊厚揚げの甘辛煮**

出汁、酒、みりん、きび糖少々、醤油を入れた鍋に切った厚揚げを入れて、煮付けます（甘さはお好みで）。火を消す直前に、切った豆苗を入れ、厚揚げと一緒に盛り付けます。

**＊ちくわとブロッコリースプラウトのマヨネーズ和え**

さっと湯通ししたちくわに、ブロッコリースプラウトをのせます。レモン汁を数滴かけ回し、ハーブ入り調理塩、マヨネーズをお好みでかけて出来上がりです。

# 青椒肉絲《チンジャオロースー》とブロッコリーのサラダ

豆雑穀米、納豆&卵黄 with MCTオイル、豆腐とネギの味噌汁

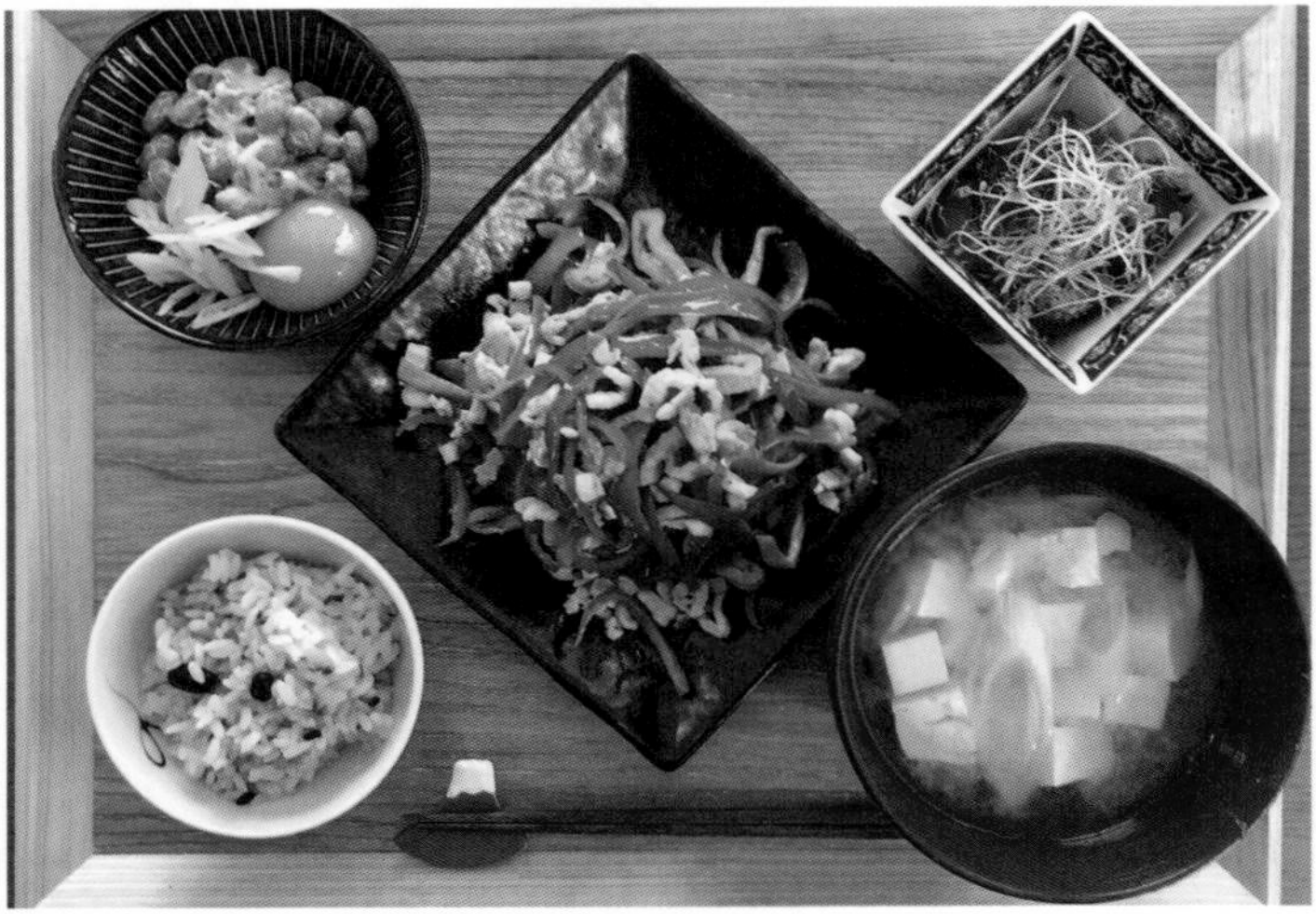

つくり方

*豚肉の青椒肉絲（塩味）

ごま油を熱したフライパンに豚もも肉の細切りを入れ、塩、胡椒、ニンニク、生姜のみじん切り（市販の瓶詰めやチューブ入りのものでもOK）を加えて酒をふり、火が通ったら鶏がらスープの素で味をつけます。ピーマンの細切り4個分を投入。ざっくり味をなじませたら、片栗粉でゆるくとろみをつけて出来上がり。

*ブロッコリーのサラダ

硬めに塩茹でしたブロッコリーにミニトマトを混ぜ、ブロッコリースプラウトをトッピング。ハーブ入り調理塩（塩、胡椒でもOK）、オリーブオイルをかけていただきます。

豚肉の青椒肉絲はガッツリ系の朝食メニュー。お弁当の一品としてもおすすめです。

# 豆苗の肉巻きと大豆もやし入り豆乳鍋

豆雑穀米、納豆 with MCTオイル

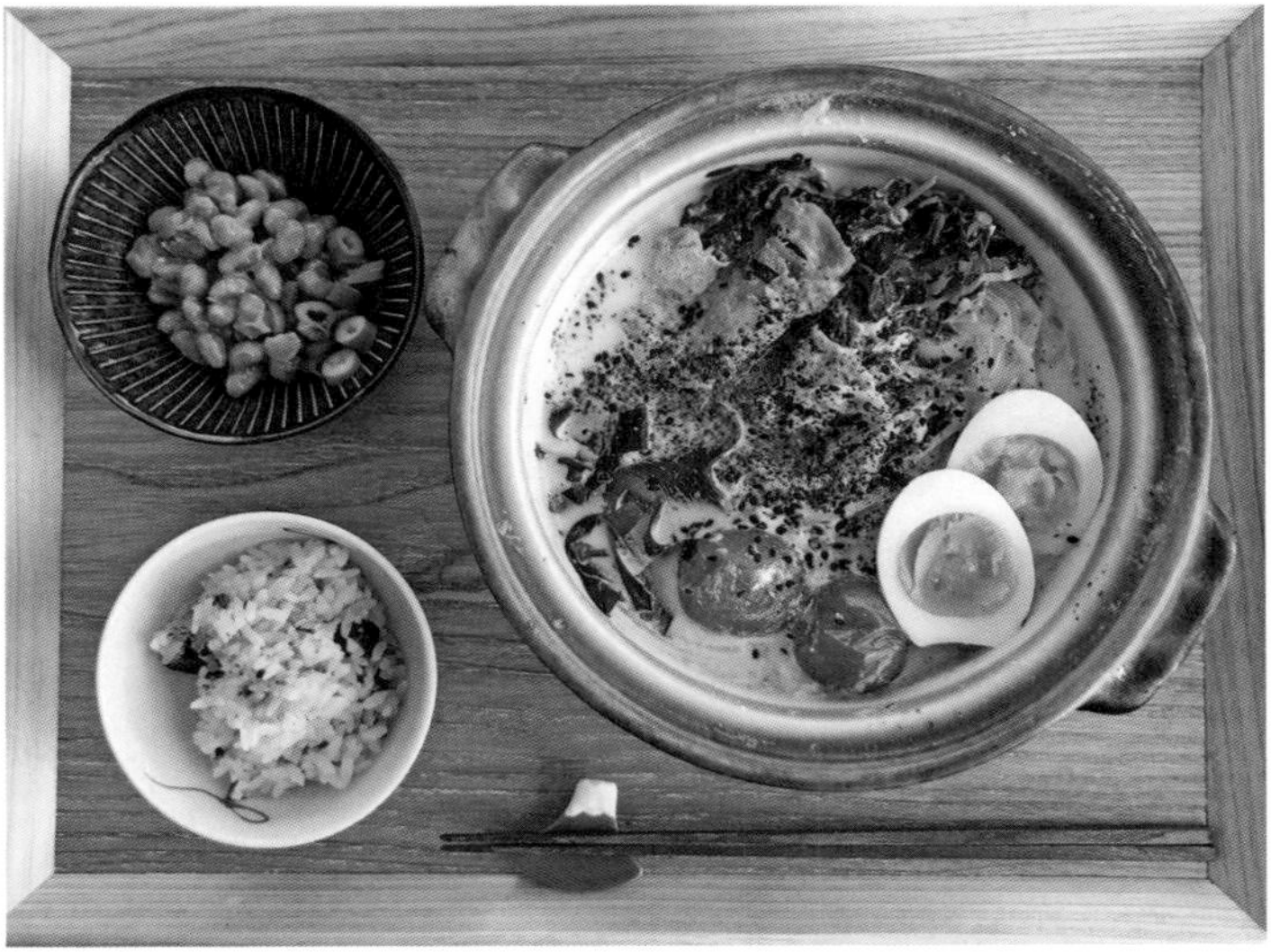

つくり方

＊豆苗の肉巻きと大豆もやし入り豆乳鍋

ひとり用の土鍋に、大豆もやし、豆苗の豚肉巻きを並べ、具材が浸るくらいまで出汁を入れ、沸騰させます。豚肉に火が通ったら、豆乳、ワカメ、ミニトマト、茹で卵、チーズを入れます。チーズが溶けて、スープが温まったら、黒のすりごまをトッピングして出来上がりです。お好みでポン酢をかけてもおいしくいただけます。

全部鍋に入れて煮るだけの簡単メニュー。豆乳の代わりに寄せ豆腐を丸ごと入れてもいいでしょう。黒のすりごまをたっぷりかければさらに栄養価がアップします。

# 豚肉たっぷりおからとネギ入り卵焼き

豆雑穀米、納豆 with MCTオイル、豆腐とエノキとネギの味噌汁

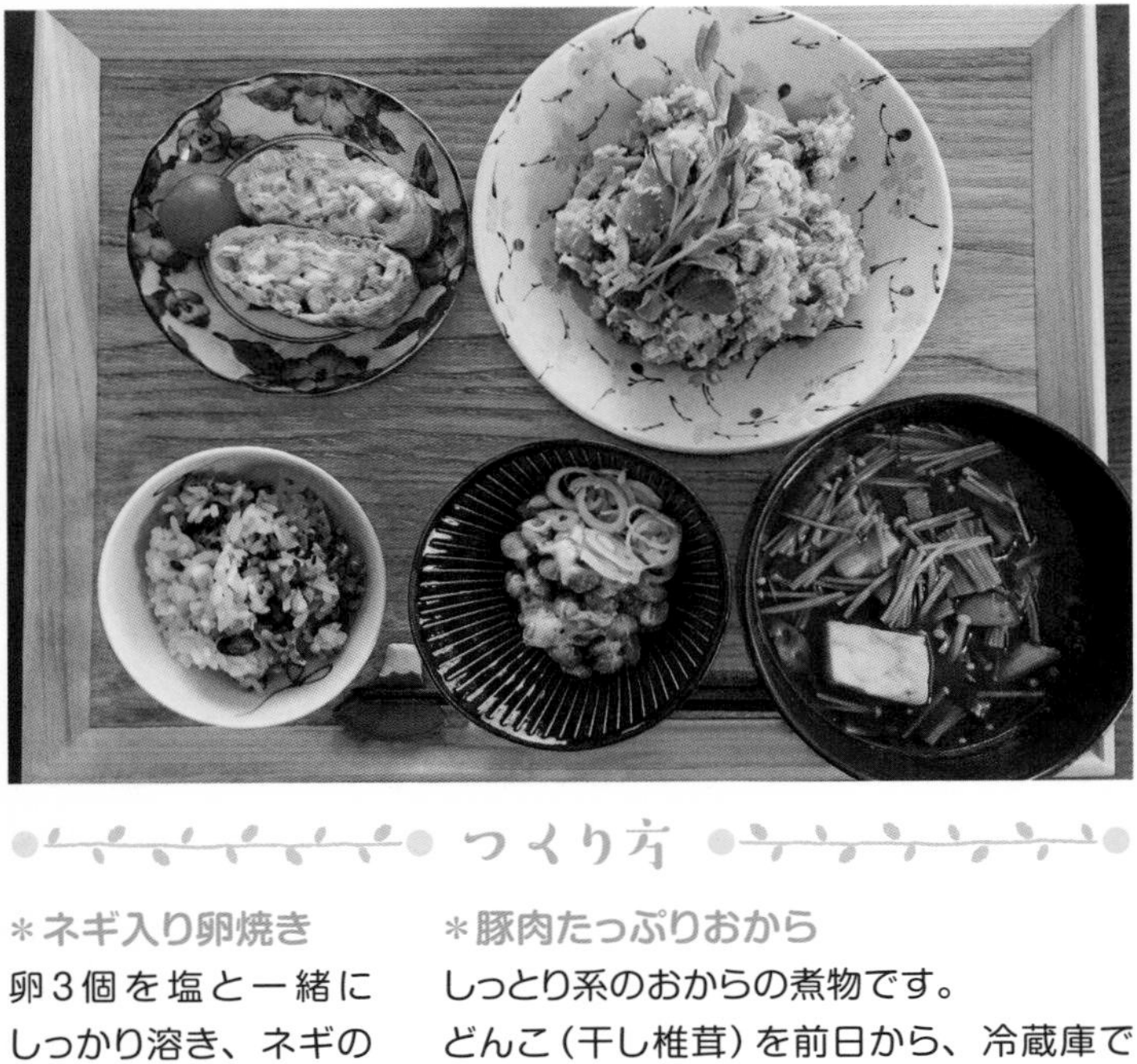

つくり方

＊ネギ入り卵焼き

卵3個を塩と一緒にしっかり溶き、ネギの小口切りを約1本分入れ、さらにかき混ぜます。

よく熱した卵焼き器に油を引き、厚焼き玉子風に焼き上げます。

盛り付け時にミニトマトを添えました。

＊豚肉たっぷりおから

しっとり系のおからの煮物です。

どんこ（干し椎茸）を前日から、冷蔵庫で戻します。

出汁、酒、みりん、醤油、どんこの戻し汁、三温糖少々で煮汁をつくったら、豚のこま切れ肉とエノキ、どんこ、人参、小口切りのネギを入れ、煮立てます。

豚肉に火が通ったら、おからを入れて、かき混ぜます。味が全体になじんだら出来上がり。仕上げに豆苗をトッピングしました。

野菜のマリネはつくり置きしておけば何かと便利に使えます。

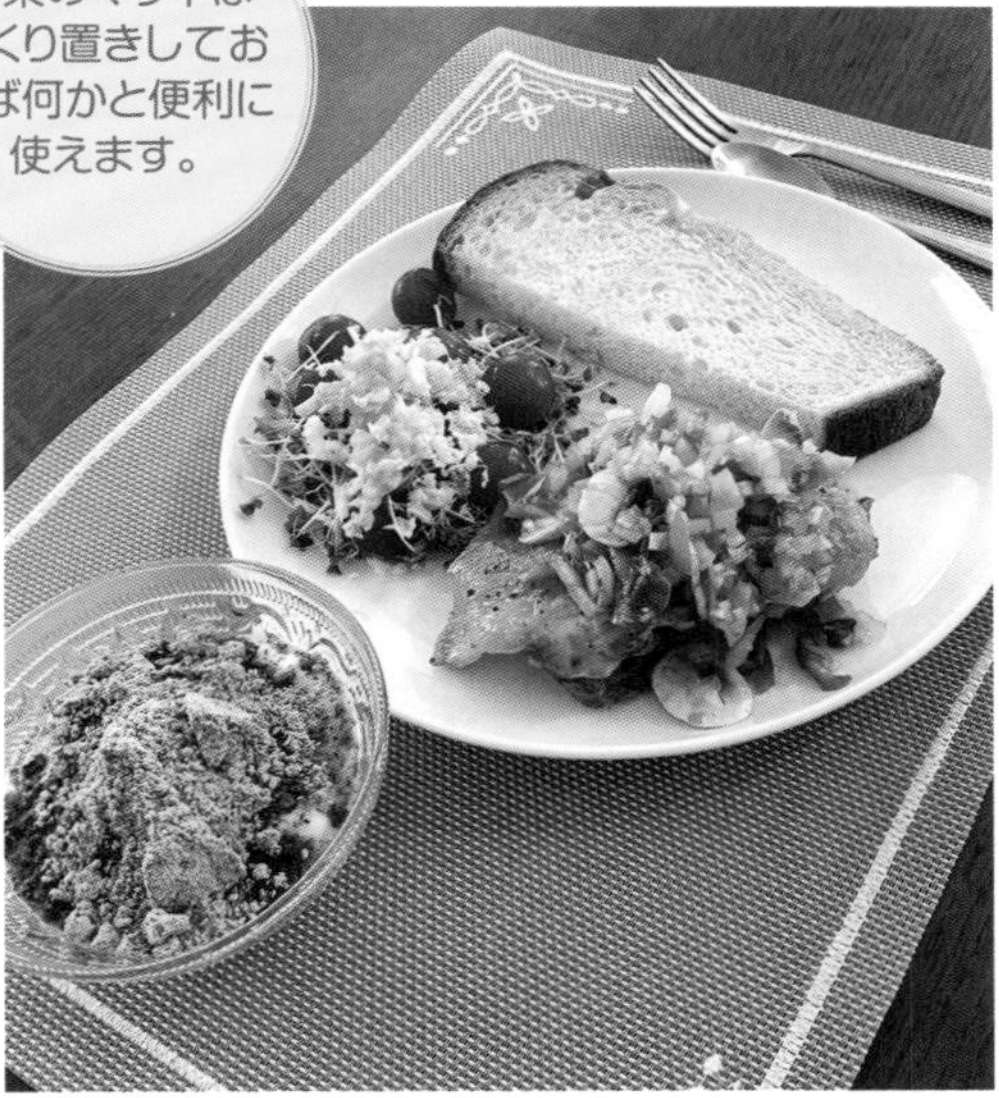

# 鶏もも肉ソテーのマリネ添え

米粉パンのトースト、ブロッコリースプラウトと卵のサラダ、黒ごまきな粉とてんさい糖シロップがけ高タンパク質ヨーグルト

## つくり方

＊鶏もも肉ソテー、きのことピーマンの彩りマリネ添え

鶏もも肉を塩、胡椒、ガーリックパウダーで味をつけ、熱したフライパンにクッキングシートを敷いた上で皮からじっくりと焼き上げます。クッキングシートを敷いたフライパンに舞茸、しめじ、生マッシュルームを入れて軽く火が通るまで温めます。赤と黄のピーマンと玉ネギのみじん切り、温めたきのこを密閉容器に入れ、グレープシードオイル（または酢）、レモンの絞り汁、ハーブ入り調理塩、きび糖少量を混ぜたマリネ液（市販のマリネ液でもOK）に一晩漬けたものを鶏もも肉のソテーの上にかけます。

米粉パンをトーストし、オリーブオイルを軽くかけます。

切ったミニトマトとブロッコリースプラウトを混ぜ合わせ、その上から、おろし器でふわふわにおろした茹で卵をトッピング。ハーブ入り調理塩とレモン汁で味を付けます。

# 豚肉の生姜焼きと茹でアスパラ

おかか&卵かけご飯、納豆 with MCTオイル、
豆腐としめじとネギの味噌汁

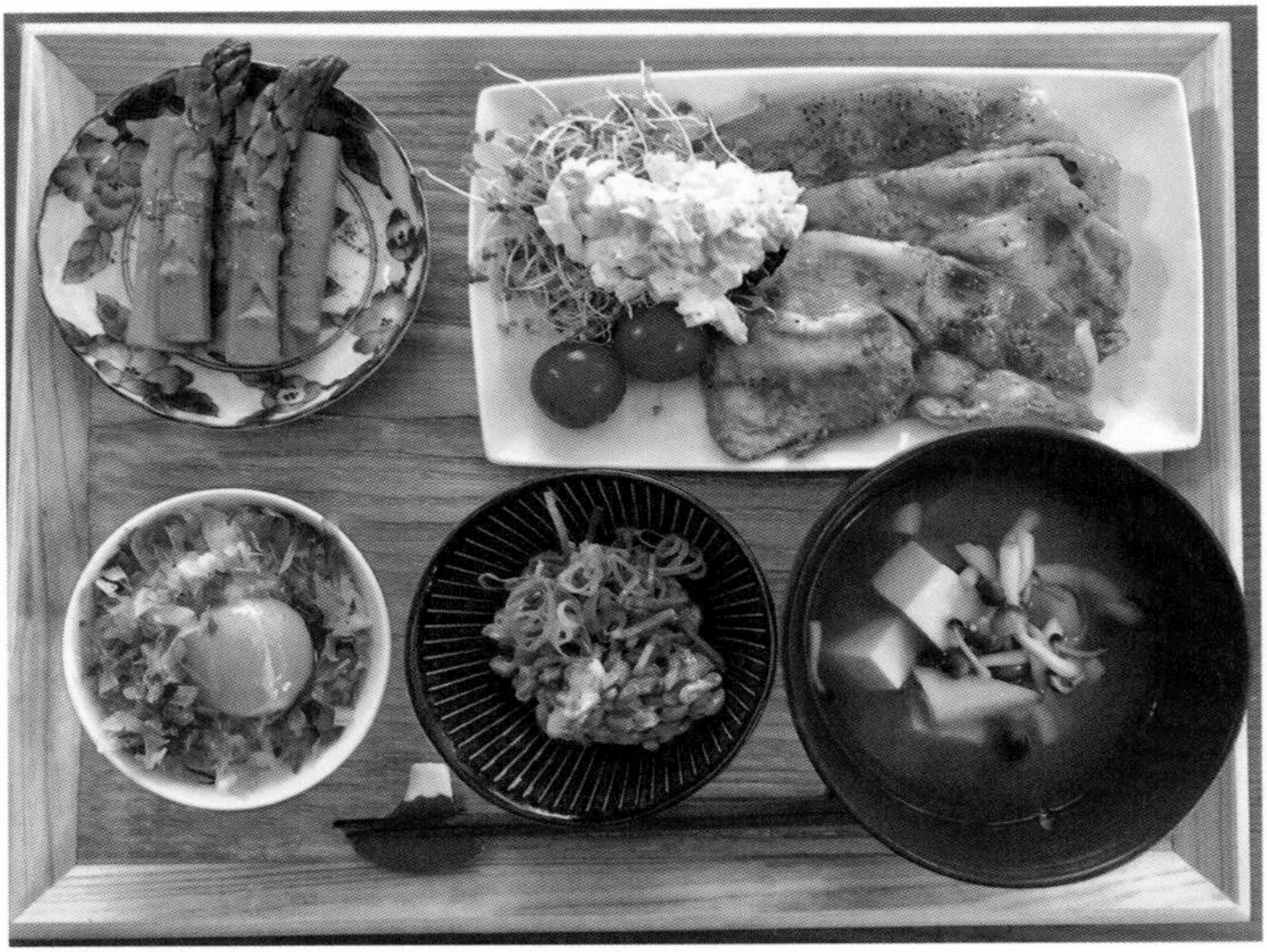

つくり方

**＊豚肉の生姜焼き**

豚肉を酒、醤油、みりん、生姜（瓶詰め）、きび糖少々で浸し、ごま油を熱したフライパンで焼き上げます。

茹で卵のみじん切りを塩、胡椒、マヨネーズと混ぜ、ブロッコリースプラウト、ミニトマトを添えます。

**＊茹でアスパラのオリーブオイルがけ**

茹でたアスパラガスに、オリーブオイルと塩、胡椒を混ぜたものをかけます。お皿に残ったオリーブオイルは、卵かけご飯に混ぜて食べるのもおすすめです。

抗酸化作用のあるオリーブオイルは、悪玉コレステロールを減らし、血液もサラサラに。腸内環境も整えてくれます。

# チキントマトソースライス

## 豆苗のツナ&茹で卵サラダ

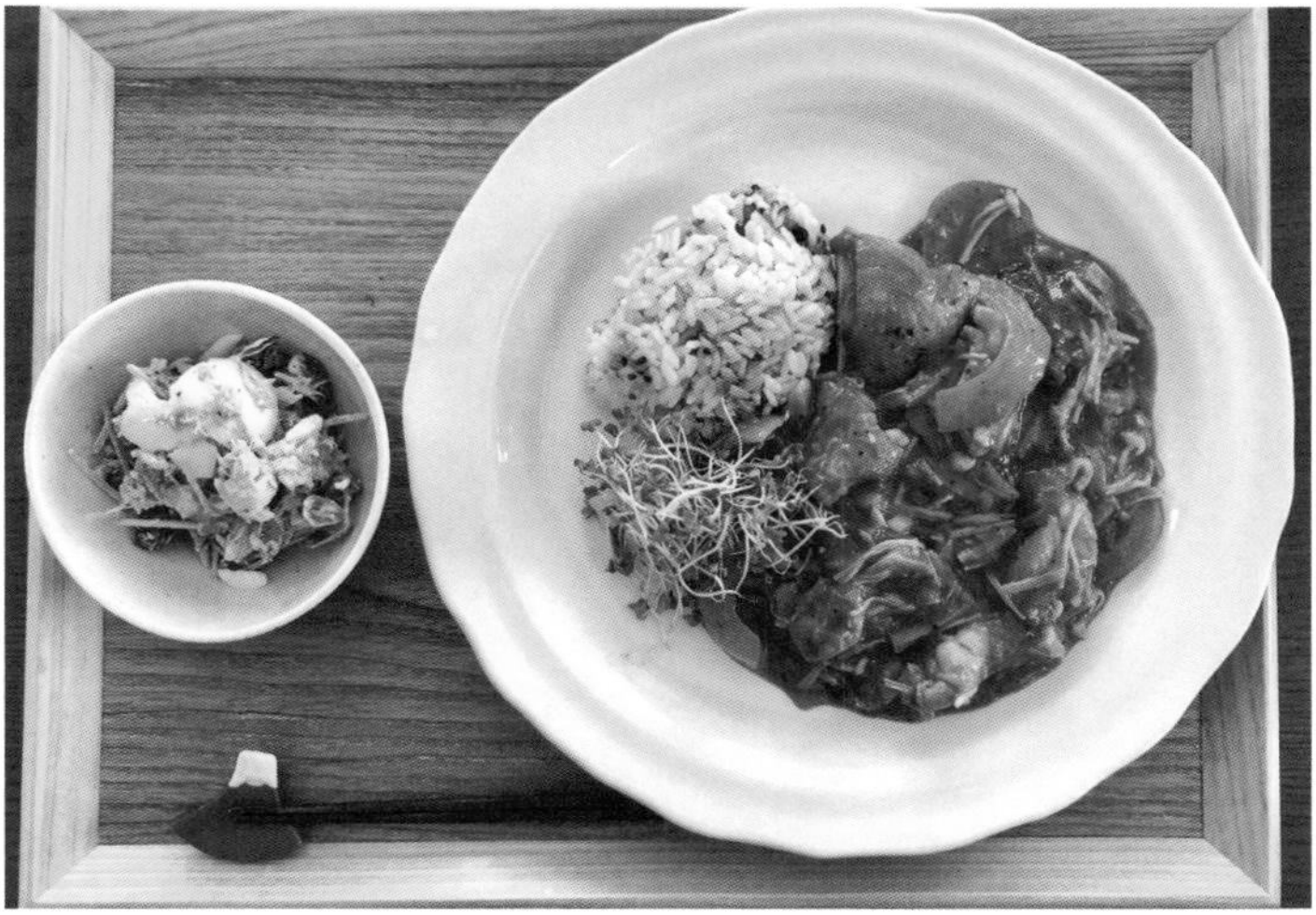

つくり方

### ＊豆苗のツナ&茹で卵サラダ

生の豆苗に、ツナと茹で卵を塩、胡椒、マヨネーズで和えたものをトッピングします。

ツナと卵の高タンパク質の最強サラダです！　メインプレートはトマト缶を1缶使うので、抗酸化はバッチリです！

### ＊チキントマトソースライス

オリーブオイルを熱した鍋で鶏もも肉を焼きます。塩、胡椒、ガーリックパウダーで味付けをし、ブラウンマッシュルーム、玉ネギ、エノキを投入し、軽く炒めます。カットトマト1缶とブイヨン、出汁と醤油をそれぞれ少量、ハーブ入り調理塩をふって弱火で煮込みます。トマトソースが煮詰まったら、とろけるチーズ、バター少量を入れます。豆雑穀米にたっぷりかけてブロッコリースプラウトを添えたら出来上がりです。

# 豚しゃぶサラダと人参の和風黒ごま炒め

## 豆雑穀米、納豆 with MCTオイル、白菜と油揚げの味噌汁

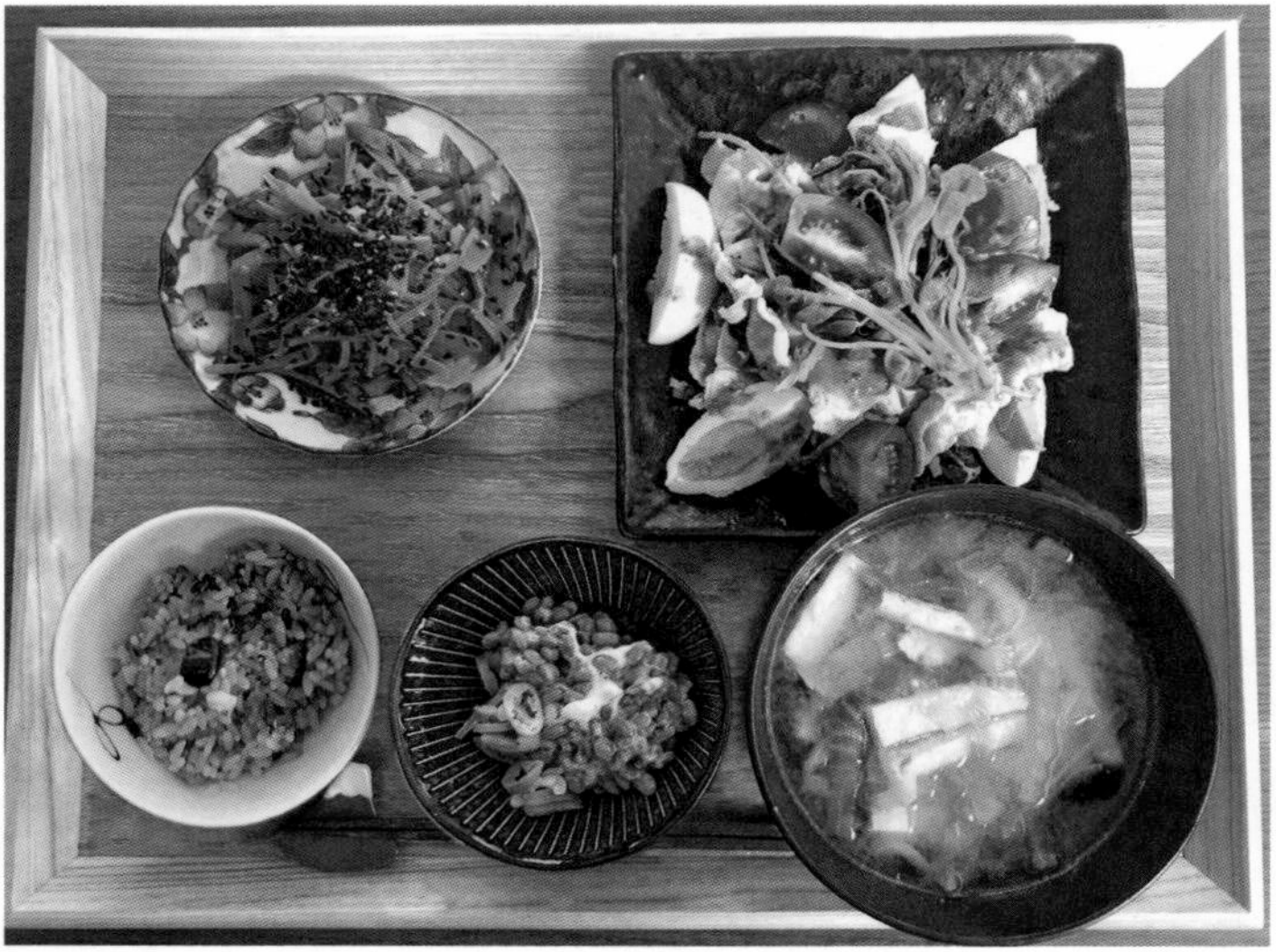

つくり方

**＊豚しゃぶサラダ**

豚しゃぶをつくり、茹で卵とミニトマトと豆苗で豚しゃぶを盛り付けて、上からごまだれをかけ回したら出来上がり。

**＊人参の和風黒ごま炒め**

千切りにした人参をごま油を熱したフライパンに入れ、酒をふって、出汁で約１分炒めます。シャキシャキ感が残るぐらいで、黒炒りごまをたっぷりまぶして出来上がりです。

ごまだれにはごまとナッツ類が入っているので、抗酸化作用が期待できます。育卵中にはイチ推しのタレです。

## 雑穀ビビンバ丼

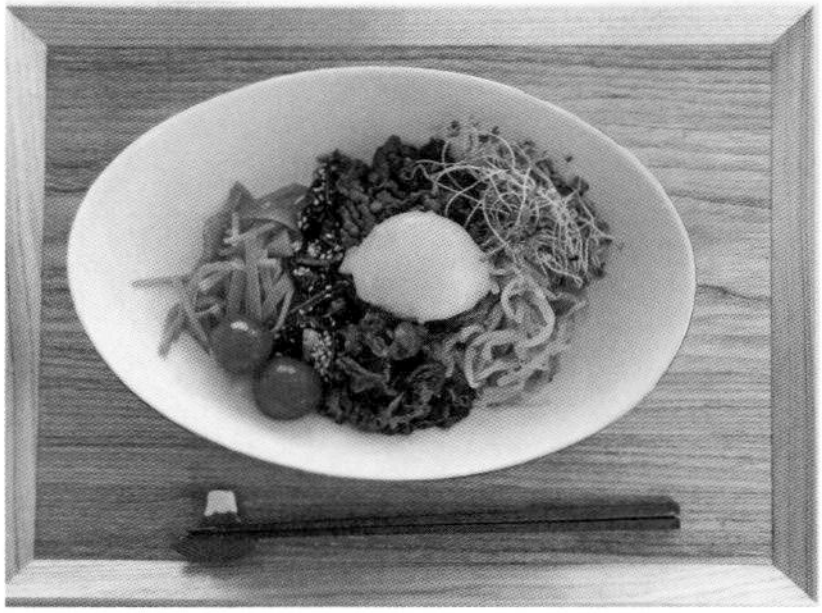

つくり方

コチュジャン、豆板醤、酒、醤油、おろしニンニク、おろし生姜、みりん、ごま油、黒糖を混ぜてタレをつくり、牛肉にかけてもみ込みます。茹でた人参の千切りを出汁少々、酢、黒糖、みりん、塩少々を入れた甘酢に漬けておきます。茹でた大豆もやしを塩とごま油で味付けし、炒りごまをかけます。茹でたほうれん草に出汁、醤油、みりん、塩少々とごま油で味をつけた後、ごまを混ぜます。もみ込んだ牛肉を弱火で炒めて、豆雑穀米の上に野菜とともに盛り、ミニトマトとブロッコリースプラウトをのせて出来上がりです。

## ササミのチーズ焼きプレート

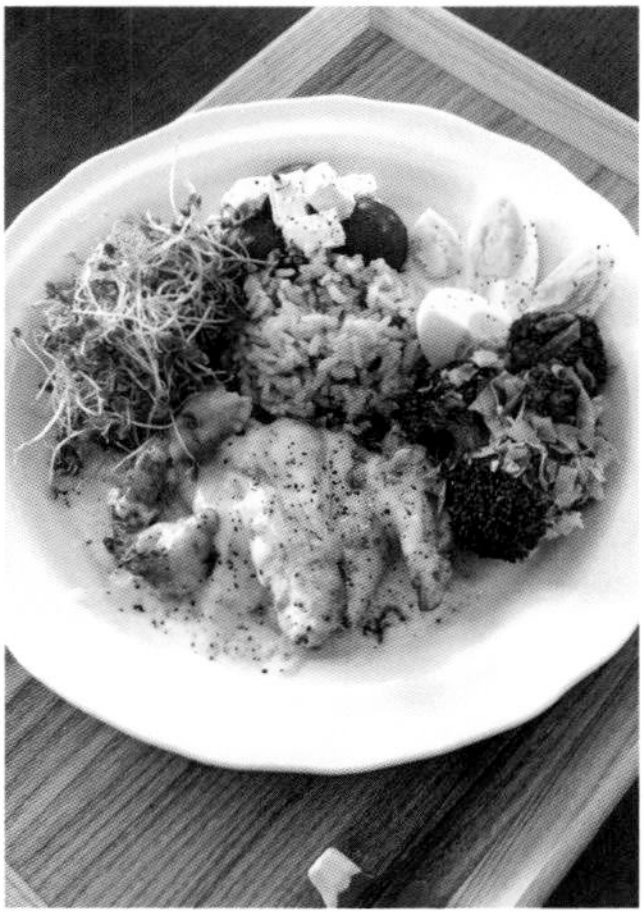

つくり方

オリーブオイルを熱したフライパンでササミを焼き、塩、胡椒、ガーリックパウダーで味を調え、火が通ったらとろけるチーズをのせます。茹でブロッコリーに鰹節をかけたもの、トマトとモッツァレラチーズにハーブ入り調理塩とMCTオイルをかけたもの、ブロッコリースプラウト、茹で卵にハーブ入り調理塩をふったもの、豆雑穀米と一緒に盛り付けて出来上がり。

おすすめ

# メイン料理

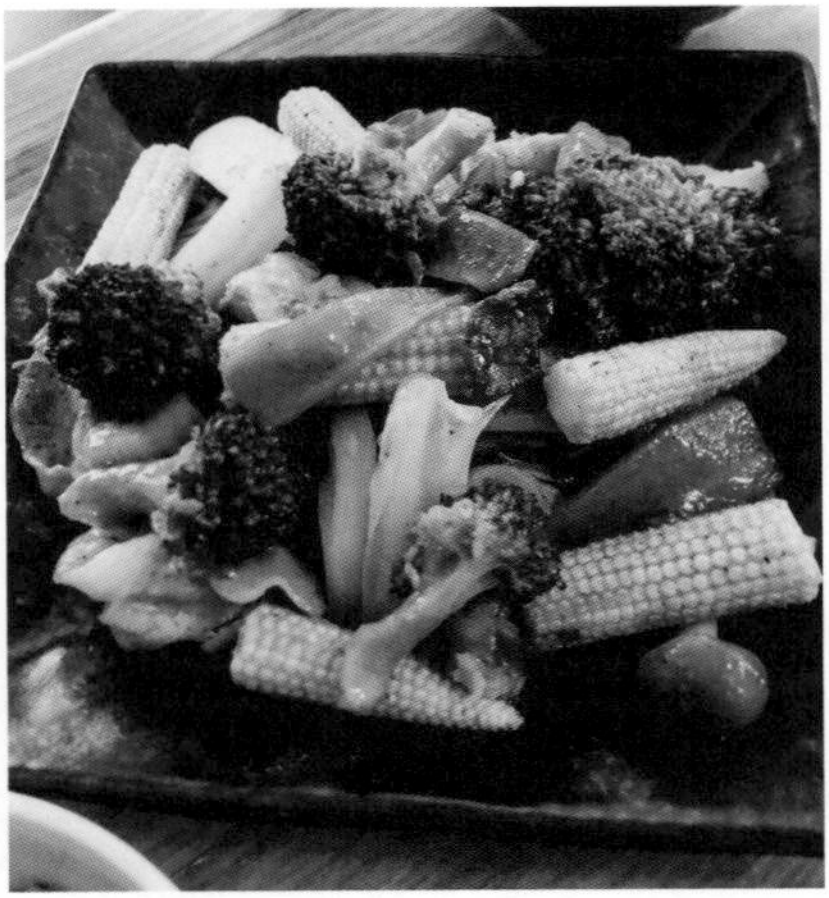

## 八宝菜

つくり方

ごま油を熱したフライパンに豚のこま切れ肉を入れ、お酒、塩、胡椒、ガーリックパウダー、生姜のみじん切り（市販のチューブ入り生姜でもOK）で味付けをして火を通します。人参の薄切り、白菜のざく切り、しめじ、ヤングコーン、下茹でしたブロッコリーを入れ、鶏がらスープの素、塩、胡椒、ガーリックパウダー、酒少々で味を調え、片栗粉でとろみをつけて出来上がり。

## 豚肉ひじき炒めの枝豆炒り卵のせ

つくり方

ごま油を熱した鍋で豚肉を炒めて、火が通ったら人参の薄切り、ちんげん菜と生ひじきを入れ、酒、みりん、出汁、きび糖少々、醤油で味付けします。茹でた枝豆と塩少々で味付けした溶き卵をごま油を熱したフライパンに入れ、手早く炒り、先につくった豚肉ひじき炒めの上にのせて出来上がり。

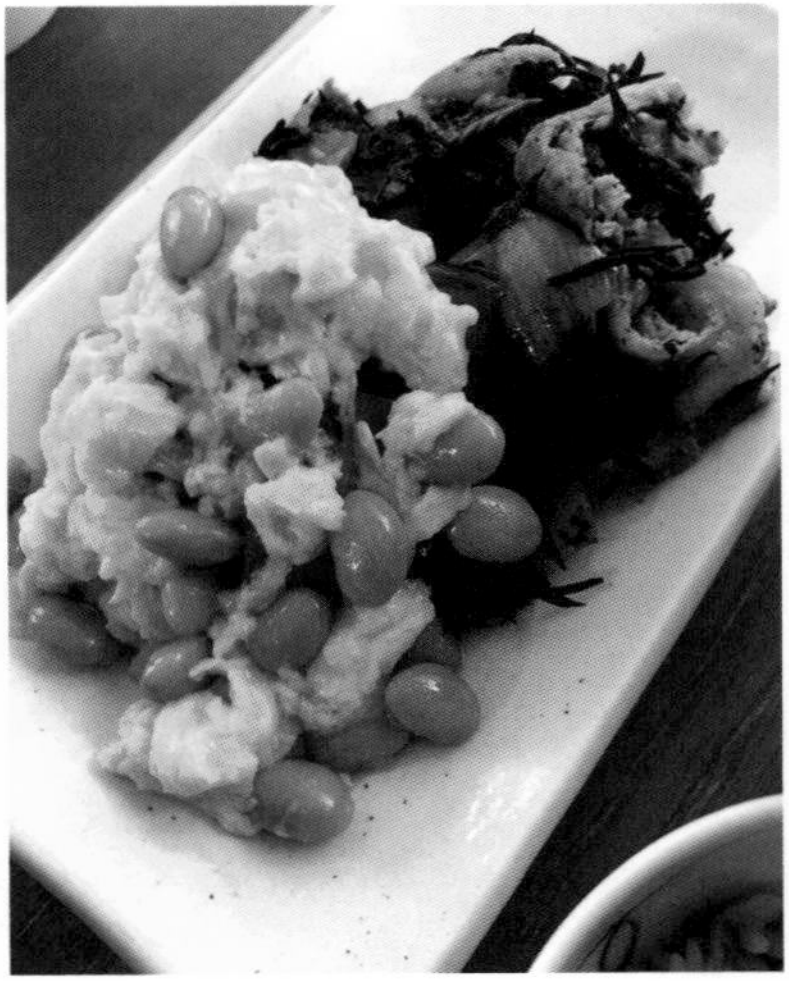

### 厚揚げ納豆マヨソースかけ おかか豆苗トッピング

つくり方

フライパンにごま油を引き、弱火で厚揚げのすべての面がカリカリになるまで焼き上げます。途中、塩をふって軽く味をつけます。納豆に出汁、マヨネーズ、からしを入れて混ぜたものと、おかか、豆苗をトッピングしたら出来上がり。

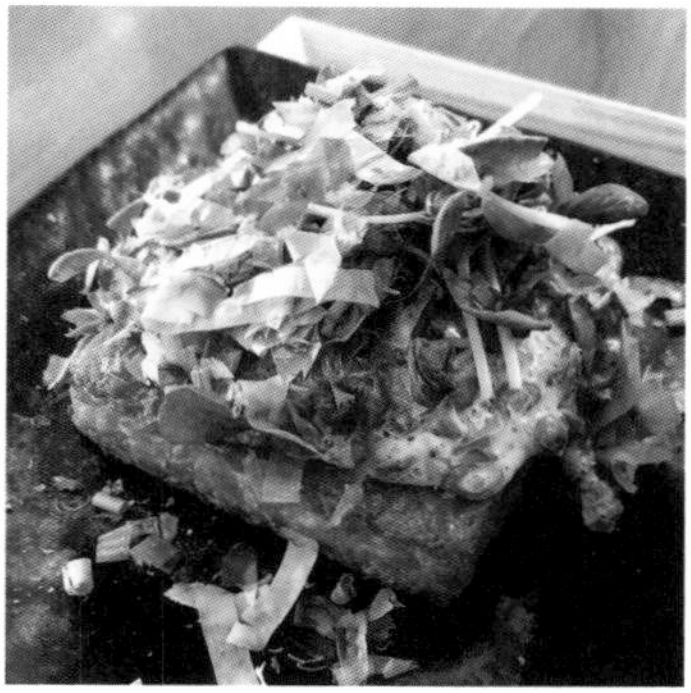

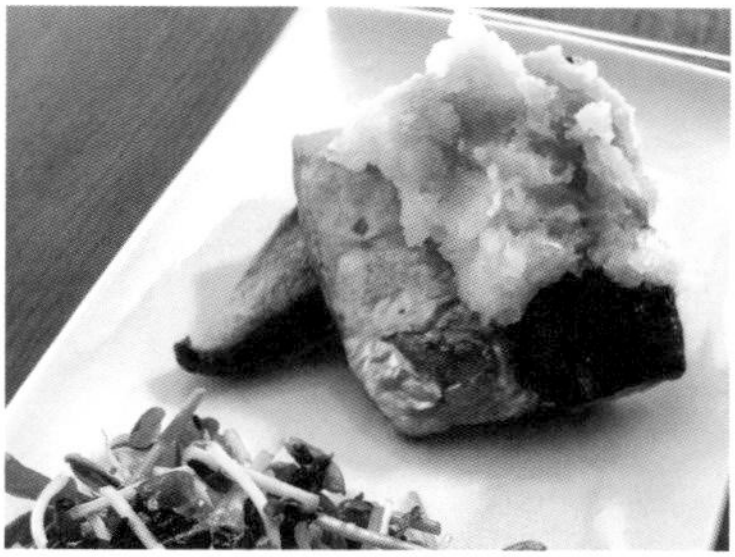

### 塩サバの大根おろし添え

つくり方

塩サバを焼いて、大根おろしを添えて出来上がり。お好みで醤油をかけてもいいでしょう。DHAやEPAを豊富に含んでいる上に焼くだけと簡単なのでおすすめです。

### 豚しゃぶたっぷり豆腐サラダ

つくり方

豚しゃぶと、水切りした豆腐、ミニトマト、レンジで40秒加熱した豆苗、さらし玉ネギ、ブロッコリースプラウトを混ぜ合わせます。上から、鰹節をトッピングして、ポン酢またはごまだれをかけて出来上がりです。

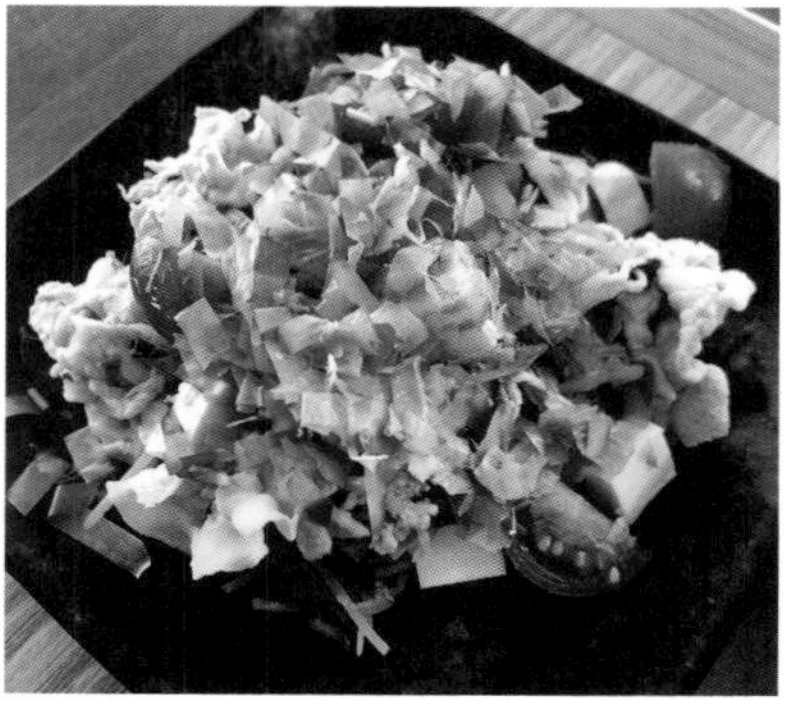

おすすめ

# 副菜・小鉢

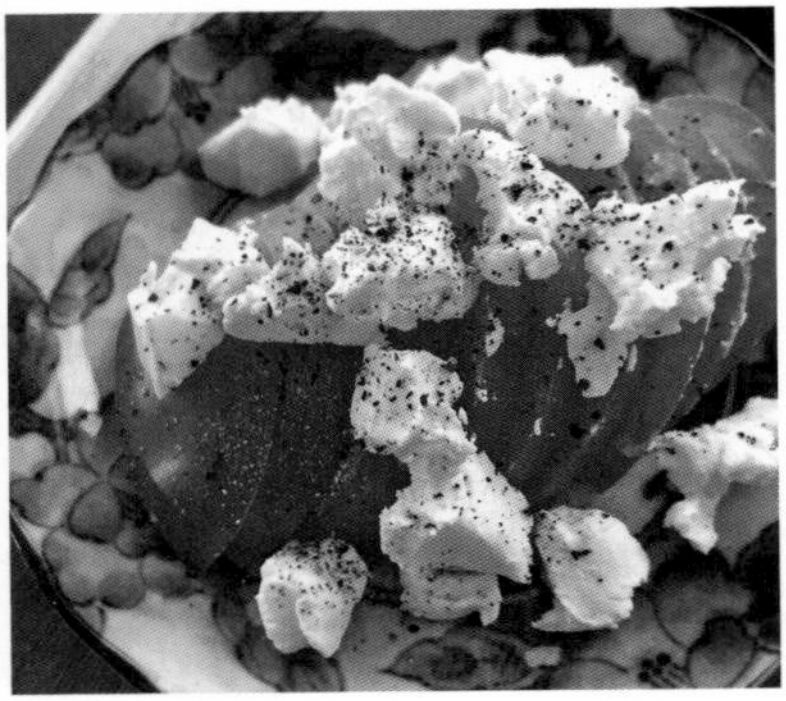

## トマトとクリームチーズのオリーブオイルがけ

つくり方

スライスしたトマトの上にちぎったクリームチーズ、塩少々と黒胡椒、オリーブオイルをかけます。

## 湯葉の豆苗添え

つくり方

湯葉の上にレンジで加熱した豆苗をトッピングします。出汁醤油やお好みのタレでいただきます。

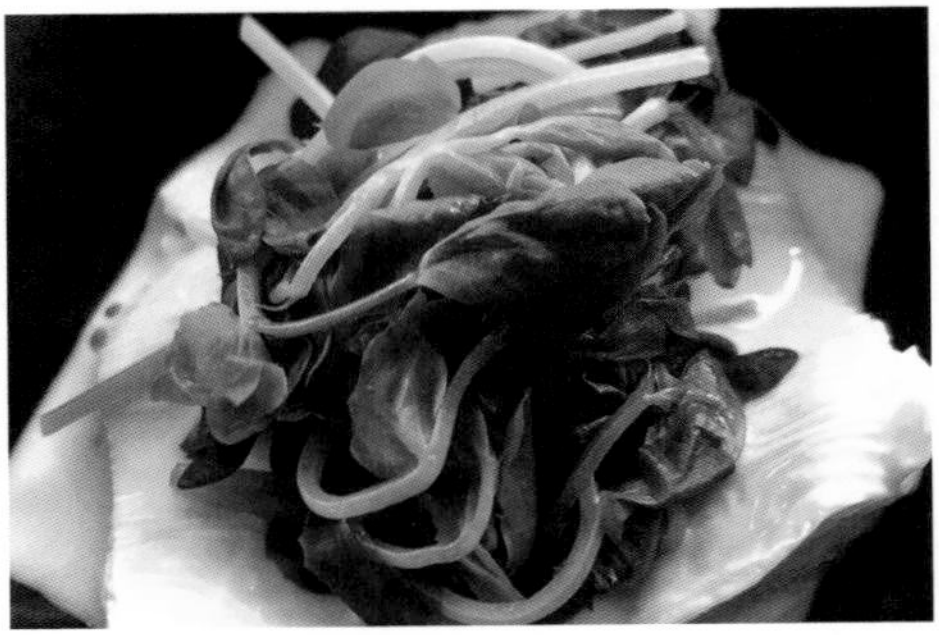

## 豆苗と鶏むね肉のわさびと出汁醤油和え

つくり方

レンジで加熱した豆苗と割いた茹で鶏と混ぜ合わせたものを、わさびと出汁醤油で和えます。しらすと梅干しのおかか和えを添えて出来上がりです。

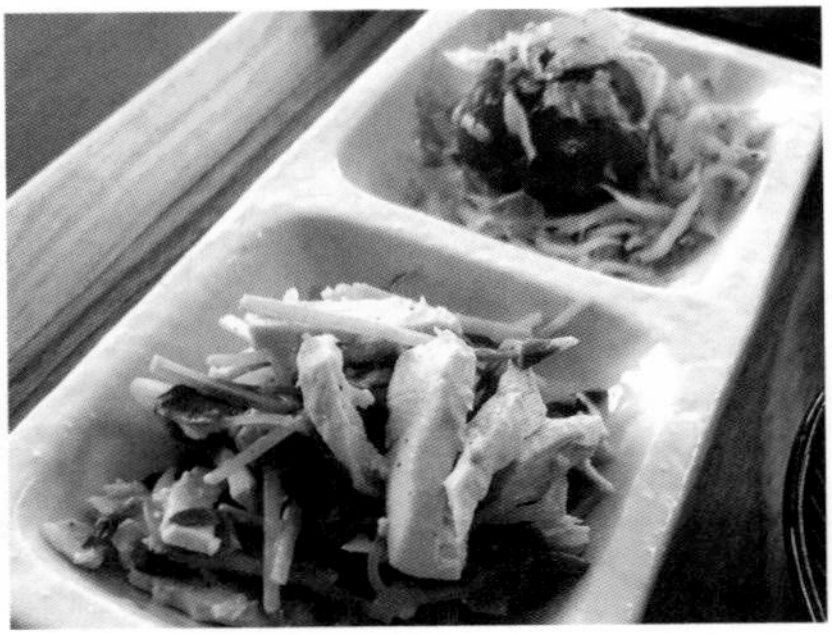

## 油揚げのカリカリ焼き

つくり方

油揚げを切り、ごま油を熱したフライパンに入れ、弱火で、途中塩をふって、カリカリになるまで炒めます。最後に黒と白のごまを入れて香ばしく炒り上げます。シラスを入れてもおいしくいただけます。

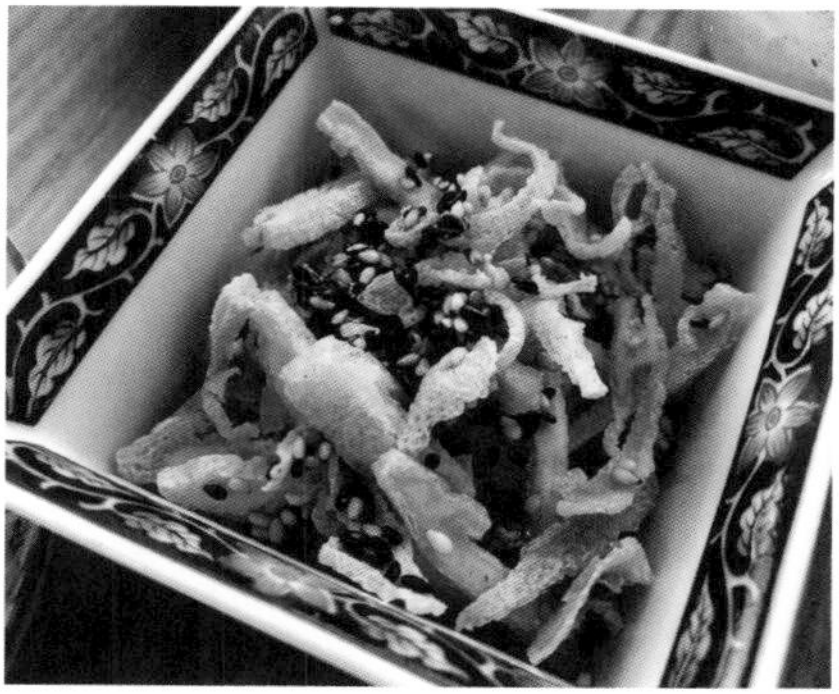

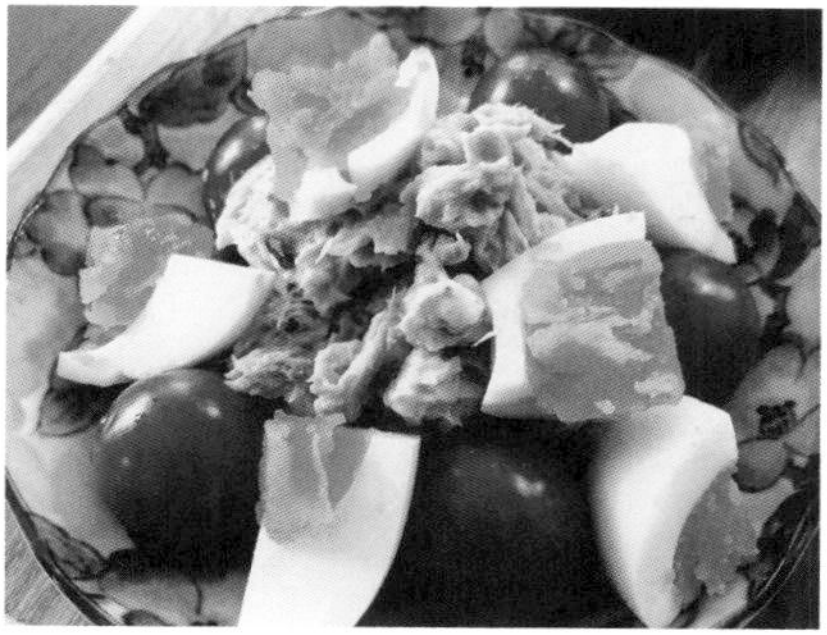

## ツナ&茹で卵&ミニトマト

つくり方

油切りしたツナ、茹で卵、ミニトマトを一緒に盛り付けます。塩、胡椒、オリーブオイルなど、お好みのドレッシングをかければ出来上がりです。

## ツナと大根と豆苗のサラダ

つくり方

カットした豆苗、油切りしたツナ、千切り大根を混ぜ、塩、胡椒、オリーブオイルなどお好みのドレッシングをかけていただきます。

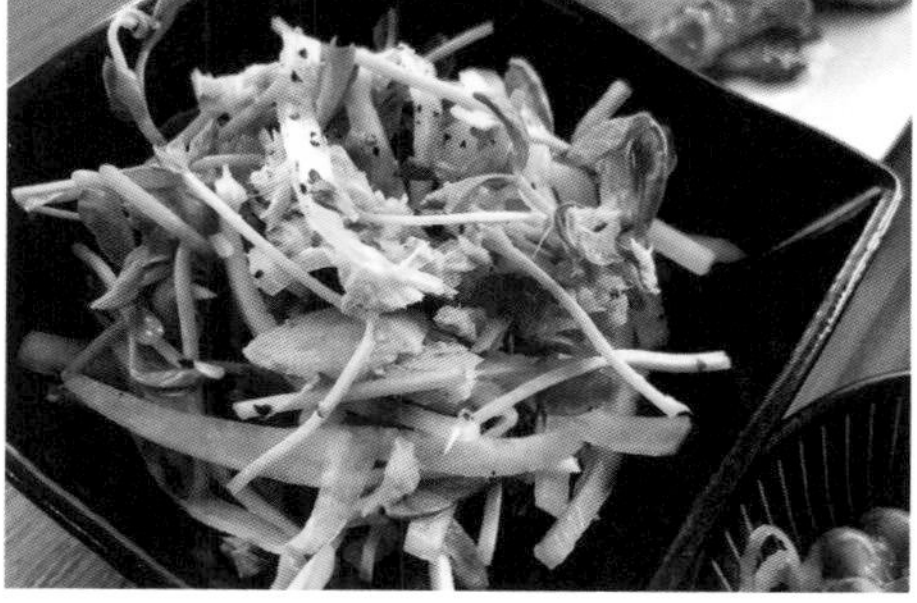

# おすすめ食材

### 豆雑穀米
お米に豆と雑穀を混ぜて一緒に炊き上げるだけで、タンパク質も含め栄養価がアップします。

### ブロッコリースプラウト
抗酸化、抗糖化、抗炎症に優れた、卵子のアンチエイジングにイチ推しの食材です。特に「ブロッコリースーパースプラウト」という商品名のものが抗酸化作用が抜群でおすすめです。

### 高タンパクのヨーグルト
１個で約10g 前後のタンパク質が摂れ、きな粉やオリゴ糖と一緒に食べれば、腸内環境をよくする効果も期待できます。育卵中のおやつにも最適です。

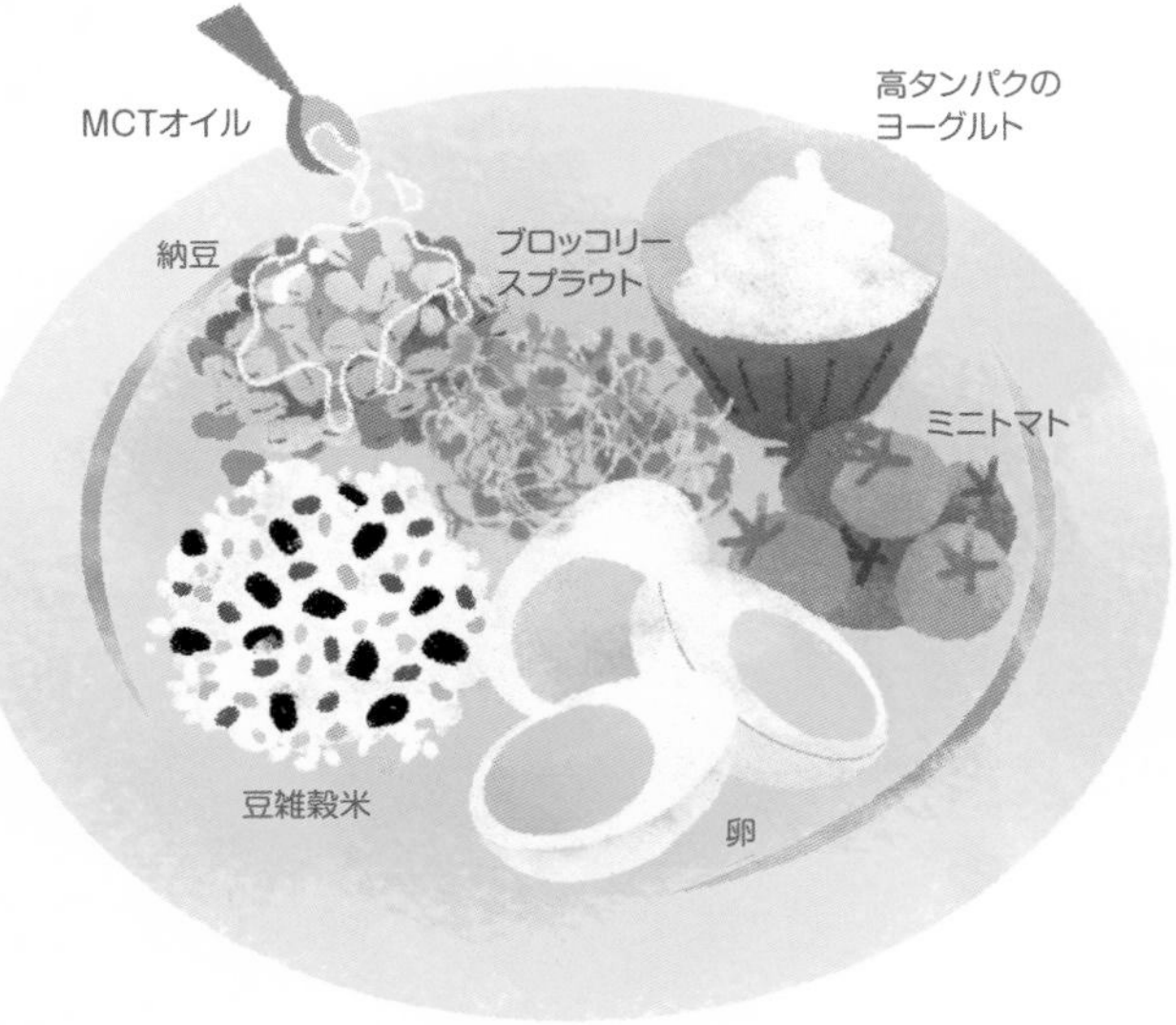
MCTオイル
高タンパクの
ヨーグルト
納豆
ブロッコリー
スプラウト
ミニトマト
豆雑穀米
卵

### 納豆
忙しい朝に手軽に用意できる上に、タンパク質と食物繊維が豊富です。育卵のための腸活にもよい効果が期待できます。

### MCTオイル
妊娠の成立に必要なエネルギーの発電所といわれるミトコンドリアの活性にスイッチを入れてくれます。

### 卵
卵子には卵！ タンパク質源の中でも必須アミノ酸をすべて含んだプロテインスコア満点の食材です。

### ミニトマト
強い抗酸化作用があるのはもちろん、料理に添えるだけで手軽に彩りを加えてくれます。

# 第5章

# 血流・リンパ……巡らす力を鍛えよう

## 必要な栄養を摂取できるようになったら次の一歩！

育卵に必要な栄養を摂取したら、次の一歩として、その栄養を卵子に届ける力を鍛えなくてはいけません。真の健康とは「細胞のすみずみまで質のよいきれいな血液を流すこと」。これは卵子も同じです。すくすく卵子が育つようにするために、血液を介して栄養を卵子に届けるのです。そのためには、卵巣、子宮はもちろんのこと、カラダ全体に質のよいきれいな血液を送り続けなければいけません。これを、私は「巡らす力」といっています。具体的には、カラダ中の血流とリンパの流れをよくすること。その結果、体温が上がり、代謝もアップします。この章では、「巡らす力」を最大限に発揮するためには、どんなことを意識し、実践すればいいかを学んでいきます。

質のよいきれいな血液とは？　以下の3つの要素が必要です。

＊育卵に必要な栄養がしっかり含まれている
＊デトックスされている
＊ストレスでドロドロしていない

この3つの要素がそろった「質のよいきれいな血液」をカラダのすみずみまで送り続ける「巡らす力」を鍛えるには何が必要でしょうか。まず、ベースとして「腸を整える」「呼吸を意識する」ことが必要で、その上で骨盤への血流・リンパの流れをよくするためのストレッチと運動や全身マッサージを行い、「巡らす力」を強化します。「巡らす力」の強化には、第3章でお話ししたミトコンドリアを活性させるストレッチや運動も有効です（148ページ、150ページ）。

そして「腸を整える」ことができると、食べ物を効率よく消化吸収することができ、育卵に必要な栄養がしっかり含まれている血液をつくることができます。排便が促進されればデトックス効果が得られ、これも「質のよいきれいな血液」の生成につながるのです。

さらに「呼吸を意識する」ことで、自律神経を整え、ストレス軽減を図ります。ストレスによって血液がドロドロになり滞ってしまう状態を招かないようにします。また、「腸を整える」という点でも、効果絶大です。腸蠕動《ぜんどう》は深呼吸でしか促せません。

「質のよいきれいな血液」を生成して、カラダのすみずみまで送り続ける「巡らす力」を強化すれば、全身の血流とリンパの流れがよくなり、温かく弾力のあるカラダができてきます。今、あなたはご自身のカラダを触ってみて、どう感じますか？　温かく弾力のあるカラダでしょうか？　その弾力＝ふわふわ感は、子宮も同じです。近い未来、あなたとパートナーの愛の結晶である受精卵を迎え、根をしっかりと張るよう、そして、わが子が十月《とつき》十日《とおか》心地よく過ごせる子宮を準備するつもりで、温かく弾力のあるカラダを目指しましょう。

次ページから、その具体的な方法をお話ししていきましょう。

# 育卵仕様の腸活で、腸からの恩恵を受ける

腸には、食べたものを消化吸収し、排泄する以外にどんな役割があるかご存じですか。腸は、心とカラダに、たくさんの恩恵をもたらしてくれます。腸は「第二の脳」といわれているくらいメンタルにも大きく影響を与えます。育卵中も腸からの恩恵を受けとれば、卵子も大喜びです。育卵仕様の腸活で、しっかりと腸を整えていきましょう。

腸からの恩恵には、①食べたものの消化吸収合成、②排泄（デトックス）、③免疫力のアップ、④リンパの活性、⑤メンタルの改善があります。

①食べたものの消化吸収合成の恩恵を受けるには、育卵に必要な栄養を毎日毎食、摂取することが前提です。腸がその栄養素をしっかりと消化吸収合成しなければ、ほかの恩恵も受けることができません。そして、自分の意思で胃腸の働きをよくしたりもできません。

唯一、意識して消化吸収力をよくする方法があるとしたら、食べ物を口に入れたとき、よく噛んで、すり潰し、消化されやすいようにすることです。飲み込んだ後は、胃と腸の働きによって、食べたものが消化吸収され、栄養素に分解され、酵素やビタミン、ホルモンなどに合成されます。

②排泄（デトックス）の恩恵ですが、育卵のためにはデトックスされた「質のよいきれいな血液」をカラダ中に巡らせる必要があります。デトックスを担う器官としては、肝臓や腎臓もありますが、カラダに不必要なもの、老化を促進させるもの、有害物質などの毒素は、大腸の働きによって75%が便として排泄されます。排泄されなかった毒素は腸で再吸収され、血液によって体内を巡り続けます。また、腸と子宮や卵巣は隣接しているため、便が腸内に貯留することで、便に含まれている老化促進物質が卵子の老化促進に影響するといわれています。便秘の方、便がコロコロと硬い方、おならがくさい方は、体内に毒素が充満しているということ。育卵仕様の腸活を行い、毎日快便を目指しましょう。

育卵仕様の腸活とは、腸内細菌を育て、共存し、食べ物と生活習慣によって快便を目指し、腸内環境を整えることです。

◆育卵仕様の腸活

＊朝起きてすぐにコップ1杯分の水を飲み、日中もしっかりと水分を摂取する（硬水、ミネラル水1・5リットルを目標）↓代謝をよくし、便が排泄されやすいように柔らかくし、便の排泄を促します。

＊除菌、抗菌に対して神経質にならないようにする（抗生剤の過剰投与）↓腸内細菌のよい菌まで死滅してしまうので、腸内環境の悪化につながります。

＊温水洗浄便座で洗い過ぎない↓洗い過ぎによって、腸内環境を整えるために必要な常在菌まで除去してしまいます。

＊発酵食品を意識して摂る↓酵素を摂取することで、消化能力アップ、腸内細菌と共存し、腸内環境を整えます。

＊食物繊維を積極的に摂る↓食物繊維は便の元となります。血糖の急上昇を防ぎ、有害物質を吸着して体外に排出してくれます。また、腸内の善玉菌のエサとなるために善玉菌が増え、腸内環境が改善します。

③免疫力のアップの恩恵ですが、免疫の中心を担っているのは白血球、そして白血球を

含む免疫細胞が存在するのが小腸です。腸壁にはカラダ全体の60~70%にも及ぶ免疫細胞が集結しています。食べ物はよく噛むと唾液の分泌で消化・殺菌されます。さらに胃の中で消化が進み、胃酸の強い酸によって大概のものは死滅させることができます。それでも通り抜けたウイルスや菌に対して、小腸の壁に存在する免疫細胞が砦《とりで》となって戦ってくれるのです。胃腸の調子は健康のバロメーター。胃腸の調子が悪いのは、免疫力が低下しているということでもあります。腸の働きが弱いと、腹部のあちこちが硬く張ることがあります。軽く押しただけでも痛みがあることもあり、そのような場合には腸のマッサージが効果的です。

④リンパの活性の恩恵ですが、カラダには血管とともにリンパ管が全身に張り巡らされ、主に細胞から出た余分な水分や老廃物などを運搬しています。しかし、リンパ管は血管と違って心臓のようなポンプ機能で全身に巡らされるわけではありません。そのためカラダをきちんと動かしていないと流れが滞りやすく、むくみの原因になりやすいのです。リンパの流れが滞ると代謝がスムーズに行われず、体調不良の原因になったり、血流も悪くなるので、冷えや肩こり、肌荒れを引き起こしたりもします。

また、女性はホルモンの影響により、むくみやすかったり、便秘になりやすかったりするので「質のよいきれいな血液」を生成する意味でも、全身に巡らすためにも、リンパの流れを活性させることは重要です。腸が弱っていると軽く押しただけでも痛みを感じることがありますが、この痛みを感じる箇所がリンパの滞っているところです。リンパの滞りを解消する方法としては、腹部や、骨盤の中央にある仙骨のあたりを冷やさないようにすること、そして温めることです。腹巻きやカイロなどで温めてもよいでしょう。夜は湯たんぽを用意してお腹の上に置いたり、腰を温めたりして寝るのもいいですよ。冬だけでなく、夏でも冷えを感じるときは温めるようにしましょう。女性の場合、子宮や卵管などの生殖器は腸と隣接しているので、お腹のあたりを温めることは、同時に骨盤内のリンパ活性も促すことになり、いいことづくしです。

もうひとつ、腸マッサージを毎日のルーティンにすることもおすすめします。腸マッサージで、腸内リンパの滞りを解消し、物理的に排便を促すこともできます。

最後は⑤メンタル改善の恩恵ですが、腸は「第二の脳」「心のあらわれ」といわれますが、それには第2章でお話しした「妊活の神ホルモン＝メラトニン」の前身である「セロトニン」が大きく影響します。セロトニンは脳内で働いている神経伝達物質のひとつで、喜びや興奮と抑制などさまざまな感情をコントロールする役割があります。「心の安定」を図ったり、ホルモンと同じような働きをしたりするのです。カラダのリズムを整え、良質な睡眠にも関与し、体温の調整、痛みの認知、消化吸収などさまざまな役割を持っています。このセロトニンは95％が腸でつくられているのです。そして、腸内細菌によってセロトニン濃度の情報を、腸と脳をつないでいる神経系に伝え、脳内のセロトニンの合成を調整しているといわれています。腸活は、卵子たちがすくすく育つ環境をベストにする最短ルートといえるのです。

なかなか妊娠しないという状況も、情緒不安定になりやすいもの。セロトニンが不足した状態では、前向きに育卵生活を送れなかったり、パートナーのひと言でひどく落ち込んでしまったり、自分を責めたりと、毎日が辛くなってしまいます。モチベーションだけでは気持ちが上がらないこともあるでしょう。そんなときは、ご自身の腸に触れながら対話することをおすすめします。腸を優しく押したときに痛みを感じる場所によって、あなたが今どのような感情を抱いているかがわかります。

# 腸からのメッセージを受けとろう

育卵のために腸を整えるなんてピンとこない！　という人もいるかもしれません。しかし、お腹の上から触っただけではどうなっているかわからない子宮や卵巣に比べて、便の排泄状況や状態によって、毎日のカラダの変化を教えてくれる臓器が腸です。腸は優しくタッチしただけでも痛みや硬さを感じます。部位によっては、自分でも気づかなかった感情までも教えてくれます。深い呼吸と一緒に感情を吐き出すと、お腹は柔らかくなるといわれています。負の感情をためるほど腸が硬くなり、しこりができたり、便秘や下痢になったりしてしまいます。腸は、悲しみ、不安、恐怖などを、しこりや痛みによって教えてくれるのです。「何が悲しいの？　どんな不安があるの？　どうしてこわいの？」と、腸をタッチしながら、優しく自分自身に問いかけてみてください。あなたに必要なメッセージを腸は伝えてくれるはずです。

うつ傾向の人は、なんらかの抑圧された感情を抱えていて、腸の動きも鈍っていることが多いです。なかなか妊娠しない、思うように採卵できない、卵子が育たない……など、行き場のない不安、怒り、おそれ、悲しみなどをひとりで抱え、落ち込みやすくなっていませんか？　そういうときは肺と腸の間にある横隔膜が固まっていることが多く、横隔膜が硬くて指が入らなかったり、呼吸が浅くなっていたりします。ストレスをためることが、妊娠成立によくないと思えば思うほど、それがストレスになってしまいます。ひとりで頑張ってしまう人、リラックスすることが苦手な人が多いのです。そういう場合、全身の細胞へ酸素を供給する力も鈍るため、エネルギー代謝も低下してカラダが冷えてしまいます。そんなときは、お腹を湯たんぽで温めてみましょう。そして、優しくマッサージしながら腸と対話をしたり、深呼吸をしたりしましょう。

腸の動きは、自律神経と深く関係しています。自律神経には活動時に優位になる交感神経とリラックス時に優位になる副交感神経がありますが、副交感神経が優位になっているときのほうが腸の動きが活発になります。自律神経の交感神経と副交感神経のスイッチは呼吸と深く関係しているので、リラックスできていないと思ったら、まず深呼吸です。

## あなたの感情が腸の硬さや痛みの部位にあらわれる

### いつもイライラして怒ってばかりいる

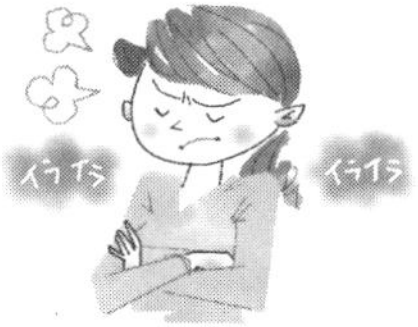


腸全体が張ってコチコチに硬く痛みを伴う

### 几帳面で人前で緊張してしまう

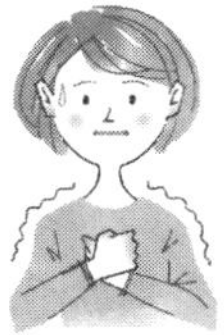

おへその下が集中して硬い、呼吸が浅く
手足が冷たい、体温が低い

### 怒りがたまっている

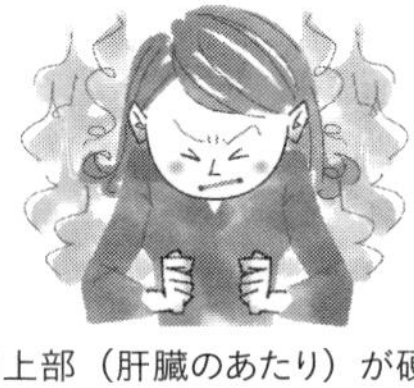

右上部（肝臓のあたり）が硬い

### うつの傾向がある

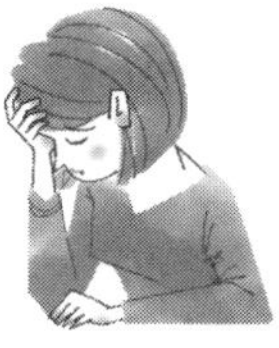

板のように硬い

### どこか気弱で何をするにも受け身

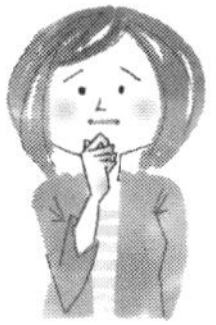

ポヨポヨで張りがない

### 不安な気持ちが強い

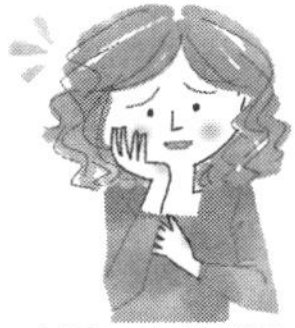

小腸の上部が硬い

### 嫌われたくないなどのおそれを抱いている

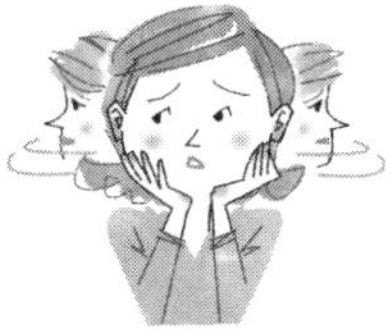

下腹部の一番深いところが硬い

# 深呼吸、できていますか

健康な状態では、細胞のすみずみまで質のよいきれいな血液が流れています。卵巣や子宮についても同じことがいえます。血液の流れには、内臓器官のすべてと、呼吸や血管の収縮をコントロールしている自律神経の働きが関係しています。

自律神経を整えるには「呼吸を意識する」ことがポイント。自律神経を唯一コントロールする方法として、「呼吸」があります。「呼吸を意識する」ことで「自律神経のリカバリーショット」という効果が得られるのです。

呼吸を意識する方法ですが、1対2の割合で鼻から吸って口から吐く、ゆっくりとした呼吸です。ポイントは「しっかり吐くこと」。呼吸に合わせてゆっくりと動く、ゆっくりと微笑むまでできたら最高です。「自律神経のリカバリーショット」とは、息をしっかり吐き出すことにより、新鮮な酸素を吸ってカラダのすみずみまで巡らせることで、副交感神経を優位にします。

よく「ため息をつくと幸せが逃げる」といわれ、よい印象を持たれていない「ため息」ですが、実はリカバリーショットの代表例なのです。これからは、意識してポジティブにため息をついてみましょう。吸う息に合わせて両手を広げることで胸も広げ、吐くときは口から全部吐き出すこと。時間にして1分間くらい、10回ほどでＯＫです。

寝る前なら、横たわってお腹の上に両手を乗せ、息を吸ってゆっくりとお腹を膨らませて、お腹がぺったんこになるまでゆっくりと吐き切る、これを何回か行えば睡眠導入にも効果的です。

呼吸は腸の動きと関連があり「腸を整える」ことにもつながります。

よい呼吸は、細胞のすみずみまで質のよいきれいな血液を流し、巡らす力を強化してくれます。年齢に関係なくできるのもうれしいですね。２週間から１か月ほどでカラダの調子がよくなってくるので、ぜひ続けてください。

# ストレスは育卵の大敵！

過度なストレスがあると、女性ホルモンが正常に分泌されず、排卵障害や月経周期の乱れなどを起こすといわれています。ストレスは女性にとって育卵の大敵。男性にとってもストレスは不妊に影響します。ストレスが原因で、男性ホルモン低下、性欲の減少、精子の数の減少、精子の運動低下、ＥＤ（勃起不全）が起こりやすくなるといわれます。

ここでは、ストレスの解消法を５つ紹介し、それを実践するとどんな効果が得られるかをお話ししましょう。

## ◆ストレス解消法①「適度に運動する」

適度な運動は、脳内にエンドルフィンの分泌を促し、セロトニン分泌を良好にし、血流を促すので冷え改善にもよいといわれています。

「エンドルフィン」とは脳内で働く神経伝達物質のひとつで、モルヒネと同じような作用のある物質です。モルヒネの数倍の鎮痛効果があり、気分が高揚したり、幸福感が得られたりする作用があります。エンドルフィンの分泌を促すことは、脳内でのストレスを軽減するために、とても効果があるといわれています。

セロトニンは、リズム感のある動きで分泌が促されるといわれています。適度な運動は、一定のリズムで筋肉の緊張と緩和を繰り返しますので、まさに、セロトニン分泌を促すのに効果的です（セロトニンについては43ページ）。

また、運動により心拍数が上がるのは血流を促すことになるので、巡らす力を鍛えることができます。血流がよくなることで冷えの改善効果も得られます。

### ◆ストレス解消法②「質のよい睡眠を得る」

眠ることで促されるホルモンがたくさんあり、ホルモンの分泌を促すためにも質のよい睡眠はとても大切です。ただ、ストレスを感じているときは、眠りたくても眠れない状況になっていることが多いものです。そのため、適度な運動をする、アロマを使う、ゆっくりとお風呂に入るなど、肉体的な疲労感を得る、精神的な安定を図る時間をつくる、癒やしのグッズを使うなど、質のよい睡眠を得るためにアプローチすることも大切です。

## ◆ストレス解消法③「人付き合いを見直す」

ストレスの一番の原因は人間関係です。職場や仕事の関係、友人や家族まで、私たちは多くの人たちとかかわりながら生活をしていますが、妊娠成立を目指すにあたっては、パートナーとの関係もストレスの原因になってしまうこともあります。

育卵中の人間関係は、妊娠したいと思っていること、それに向けてアクションを起こしていることを伝えられる相手かどうか見極めてください。伝えられない相手、伝えたくない相手とは挨拶と事務連絡のみの最低限のかかわりにして距離を置くと決めてしまいましょう。伝えられない相手の中には、実の親も含まれるかもしれません。関係がうまくいっていないなら伝えないほうがいいでしょうし、よい関係であっても心配をかけたくないからと、伝えずに妊娠を目指す方も多いです。義両親には、よほどの場合でない限り伝えないほうがよく、パートナーにお願いして距離を保つようにしましょう。また、ＳＮＳは友人の投稿でショックを受けることもあるので、見ないほうがストレス軽減につながります。

反対に、妊娠するために頑張っていることを伝えたい相手には、頑張っている最中だから見守ってほしいことをはっきりと伝えて、応援してもらうようにしましょう。

### ◆ストレス解消法④「パートナーとのスキンシップを増やす」

妊娠を目指すにあたって悩んだり疲れたりしたときに、一番共感してもらいたいのはパートナーだと思います。肌と肌が触れ合う時間を増やすだけでも、愛情ホルモンのオキシトシンや幸せホルモンのセロトニンの分泌が増えたりして、気持ちが安定します。

なかなかその時間がとれないなら、ふたりの時間の過ごし方を見直してみましょう。共通の趣味はありますか？　最近デートはしましたか？　手をつないでいますか？　会話はありますか？　一緒にお風呂に入ったり、一緒に料理をつくったり、テレビを見るときにソファーでくっついたり……日常的にスキンシップを増やすようにしてみましょう。

### ◆ストレス解消法⑤「妊活のとらえ方を見直す」

妊活をしていると、妊活自体がストレスになっていませんか？　妊娠するためにやっていることを、どのような気持ちでやっていますか？　不妊治療を受けている人の中には、時間とお金の限界まで頑張っている人もいます。お金の心配をしながら治療を続けるのは、大きなストレスです。

私の相談者の中にも5年以上も不妊治療を続けて、うつになってしまった方がいます。でも、その方は無事、妊娠することができました。うつになってから、どのように妊娠に至ったか、参考までにお話ししましょう。

その方の場合は、パートナーの転勤による引っ越しがよいきっかけになりました。住む場所、生活環境が一変し、親元からも離れ、妊娠しない自分のことを誰も知らない土地での生活がスタートしたのです。以前のクリニックにも通えなくなったため、不妊治療からもいったん離れました。それを機に「やりたいことしかやらない。嫌なことは絶対にしない」と決めたのだそうです。やりたいことのひとつに犬を飼うことがありました。不妊治療中は経済的に余裕がありませんでしたが、思いきって犬を飼ってみたら、とても癒やされたそうです。そうして、うつも改善して前向きになれたとき、不妊治療を再開しました。

再開後に最初に行ったクリニックでは、ドクターと合わずにやめました。次に行ったクリニックは自分の意見をよく聴いてくれる病院で、続けることができました。それでも常に「嫌だったら、やめてもいい」と思っていたそうです。日常的な妊活も、できること、やりたいことしかしない、ストレスを感じたらすぐにやめるというスタンスで、気負わずに生活に取り入れていたそうです。

その結果、引っ越しから2年経ったころに妊娠し、出産。その後、自然妊娠でふたりめも授かり、出産されました。「前とやっている治療、生活は変わらなかったけど、やりたいことを我慢しない、嫌なことはしないと決めたことで、ストレスを感じなかったことがよかったんだと思います」と彼女は言っていました。

赤ちゃんが欲しいと思っているあなたは、今どんな気持ちで毎日を過ごしていますか。もし、今の生活が辛いなら、少し状況を変えたり、離れたりしてみるのもいいかもしれません。また、これまでと違った生活を夫婦で楽しんでみるのもいいかもしれません。例えば、視点を変えて楽しむ妊活として、子宝グッズを集めてみる、授かり神社に夫婦でお詣りしてみる、セックスのタイミングをとりたい時期に旅行の予定を入れてみる、などというのもいいですね。やってみたいと思ったこと、やめたいと思ったこと、思いついたことから実行してみてください。それがストレス軽減になれば、妊娠成立への近道となるかもしれません。

# おっぱいマッサージで女性ホルモン分泌アップ！

女性ホルモン分泌アップにダイレクトに効果が得られる「おっぱいマッサージ」についてお話しします。私たち、助産師は、お産だけでなく母乳育児においての専門家でもあり、ママになられた方々の母乳ケアにも携わっています。女性のカラダは、下半身にある子宮・卵巣と、上半身にある乳房・乳輪・乳首とが、同じ女性ホルモンで働いていて、深くかかわっています。直結しているといっても過言ではありません。例えば、赤ちゃんが、乳首を吸うと愛情ホルモンであるオキシトシンの分泌が促されます。オキシトシンには子宮収縮の効果があり、乳首の刺激が子宮にも影響するのです。育卵中も同様に、おっぱいマッサージを行うことで、女性ホルモンを整える効果が得られます。

あなたの乳房は、ふわふわで柔らかですか？　大きさは関係ありません。乳房は90％の脂肪組織と、その内側にある10%の乳腺組織でできています。それを支えているのが大胸筋。乳腺組織に沿って血液やリンパ液が流れていますが、乳房周辺の血液やリンパ液は、主に大胸筋の収縮で循環しています。その周りにある首、背中、鎖骨、肩甲骨、上腕の周辺の筋肉も乳房の体液循環にとって重要な役割をはたしています。また、鎖骨の下や脇の下にはたくさんのリンパ節があり、リンパ液は血液の酸素や栄養素を細胞に運んだり、細胞の老廃物を運び出したりしています。

ほとんどの女性はブラジャーや服でカラダを締めつけていて、体液の流れが滞り、乳房の血液やリンパ液の流れが悪くなっています。妊娠して母乳育児を目指している方や、出産後の入院中は、血流やリンパの流れを滞らないようにするために、ワイヤー入りのブラジャーはやめてもらっています。ブラトップですら外してもらっています。血流やリンパが滞ると、酸素や栄養素を細胞に運べなくなると同時に、二酸化炭素や老廃物も排出されにくくなります。すると次第に乳房が冷えて硬くなってしまいます。冷えて柔軟性がなくなると、さらに血液やリンパ液が循環できなくなり、ますます硬くなってしまうのです。現代女性は呼吸が浅く、胸の筋力が弱っているので、その傾向に陥りやすいのです。

そこで、乳房を揺らして血液とリンパ液の循環を高め、柔らかいふわふわのおっぱいにするのを目標とした「おっぱいマッサージ」をおすすめします。乳房は女性ホルモンを分泌する卵巣と密接にかかわっているため、マッサージによって胸腺部分のリンパ液の流れを改善すると同時に、卵巣の機能を活性化する効果も期待できます。

## ◆育卵中のおっぱいマッサージ

①左のおっぱいの底面を右手でそっと持ち上げ、鎖骨の中心に向かって斜め上に弾ませるように揺らします。これを1秒間に2～3回のペースで20～30回行います。右のおっぱいも左手で支えて同様に揺らします。

②両手で脇からおっぱいを中央に寄せるように持ち上げ、上のほうにポンポンと軽く揺らします。これを1秒間に2～3回のペースで25～30回行います。

このおっぱいマッサージは、肩こりや肩甲骨周辺のこりを改善するストレッチ（150ページ）をしてから行うと、効果が倍増します。ぜひ試してみてください。

# 育卵力には骨盤と股関節が要です！

血液やリンパの巡りが滞ると、腰に痛みが生じたり、お尻が冷たく硬くなってしまったりします。腰痛は腰周辺の血液やリンパの巡りの滞りが原因。お尻が冷たく硬くなっているというのも周辺の血液やリンパの巡りの滞りが原因です。腰痛は、骨盤内の血流やリンパの流れにも影響します。温めたりストレッチをしたりして改善していきましょう。

骨盤周辺は、妊娠した後、骨盤という硬い骨と、骨盤のインナーマッスルといわれる骨盤底筋により、子宮の中で成長する赤ちゃんを守っていく場所。骨盤底筋とは、骨盤の底に位置する筋肉の総称であり、骨盤内にある膀胱や子宮、直腸など臓器を正しい位置に保つ役割を担っています。そのため、骨盤底筋を鍛えると、ダイレクトに骨盤内の血流改善に効果が得られます。現代の女性は骨盤底筋の力が弱いといわれています。そのため、妊娠中に赤ちゃんの頭が下がり、早産の兆候が出るケースがあります。早産には至らなくても、妊娠・出産により骨盤底筋がダメージを受け、尿漏れが生じたり、子宮脱といって子宮が膣のほうに出てきてしまったりすることもあります。育卵中から骨盤底筋を鍛えることは、血流をよくするだけでなく、妊娠・出産・産後のダメージを最小限にするためにも重要になってきます。また、骨盤底筋を鍛えることは、産後の体型を戻すだけでなく、胃下垂やお腹ぽっこり体型を矯正する効果もあります。膣トレの効果もあり、パートナーにもあなたにもいいことづくしです。

YouTubeではたくさんの方が腰痛改善や骨盤底筋を鍛える方法を紹介しています。ヨガは呼吸を意識しながらポーズをとるため、副交感神経を優位にして、リラックス効果も得られるのでおすすめです。ひとつのポーズで、骨盤、股関節、肩甲骨といった、いくつもの箇所を同時に刺激することができ、気持ちよく巡らす力を鍛えることができます。①猫のポーズ、②橋のポーズ、③立ち木のポーズ、④稲穂のポーズ、⑤胎児のポーズ、⑥英雄のポーズ、⑦天女のポーズなどがおすすめです。

もうひとつ注目したいのが、股関節の柔軟性。股関節には太い血管やリンパ節が集中しているため、股間節が硬いと血液とリンパ液の巡りを滞らせ、骨盤内の血流にも影響してしまいます。股関節の柔軟性は、お産のときに赤ちゃんが産道を通ってきた最後に、赤ちゃんの出口を確保するために重要です。私は、お産を担当させてもらう妊婦さんに「股関節は柔らかいですか？」と確認することがありますが、大半の方が「硬いです」と答えます。皆さん、股関節が柔らかいというと、開脚しながらカラダがべたーっと前の床に着くのをイメージするようですが、妊娠・出産ではそこまで柔らかくする必要はありません。脚が開く角度が120度以上であれば大丈夫です。

育卵中に限っては120度以上の開脚は絶対でありません。ここでいう股関節の柔軟性とは、血流とリンパ節、リンパの流れの滞りをなくすことが一番の目的です。股関節の血流を促すには、次のエクササイズがおすすめです。

## ◆血流をよくする股関節エクササイズ

＊あぐらをかいて、両足の足底を合わせて、膝を上下に動かす。
＊あぐらをかいて、両足の足底を合わせて、息を吐きながら、お腹を床につけるイメージで前屈（合《がっ》せきのポーズ）。
＊あお向けに寝て、片方ずつ、膝を手で抱えたり伸ばしたりする（何回か繰り返す）。

これだけでも、太ももの内側から股関節にかけて伸びて、股関節の血流を促せます。また、股関節にはリンパ節が多いこともあり、握りこぶしでゴリゴリして痛みがあればそこが滞っている場所ですので、そこをマッサージするだけでもいいでしょう。お風呂に入っているときに行えば、なお効果的。少しずつ骨盤の可動域を広げていきましょう！

腰痛改善、骨盤底筋を鍛える、股関節の柔軟性を得ることは、骨盤内の血流とリンパの流れをよくし、育卵における「巡らす力」の要です。ストレッチ、ヨガ、マッサージを育卵生活に取り入れていきましょう！

# 巡らす力の仕上げは全身マッサージ

巡らす力の仕上げは「全身マッサージ」です。頭のてっぺんから足の指の先まで、自分のカラダと「体話（対話）」する感覚です。お風呂上がりに水分補給しながら、お気に入りのオイルやクリームを全身に塗って行います。マッサージのやり方は、基本的に心臓の遠くから心臓のほうに向かっていけばよく、手や足の指からスタートします。以下の点に注意して、カラダのいろいろなところにあるツボを意識して行うとより効果的です。

①手のひらは指圧しながら、指先は、それぞれの爪を反対の親指と人差し指ではさみ、圧をかけて（爪が白くなるくらいの力を入れて）いきます。

②手首から脇下までは、流すような感覚でクリームをつけていきます。脇の下は多くのリンパ節があるので、指を3本ぐらい深く入れ、痛い箇所があればしっかりほぐします。

③次に「おっぱいマッサージ」（198ページ）をし、そのままカラダ前面の「腸マッサージ」をします。

④下半身は足の指先から始めます。時間に余裕があるときは脚を伸ばして座り、太ももに反対の足を乗せ、足の指の間に手の指を交互に入れて握りっこします。いったん力を抜いて、指を入れたまま足首を回します。反対側も同じように回し、手を離したら、足の指5本に指抜き（手の親指と人差し指で少し力を入れながら足の指をつまんでからポンと抜いていく）をします。その後、足の指の1本1本にクリームを塗っていきます。脚のむくみ改善、疲労回復、血行促進にも効果があります。

⑤足裏に圧を加えながら、かかとをしっかり保湿します。足裏にはさまざまな臓器や器官のツボがあり、足の裏の状態で弱っている臓器や器官がわかります。ゴルフボールに体重をかけながらゴロゴロと刺激するとカラダ中の血流がよくなる感覚があります。子宮や卵巣のツボはかかとにあり、かかとの状態が子宮や卵巣の状態を表していると思ってください。カサカサしていたら、水分が足りないよというサインです。

⑥かかとの次はくるぶしです。ここにも三陰交という育卵中に効果のあるツボがあります。軽く指圧しながらクリームを塗っていきます。

⑦そのまま上に進み、次はふくらはぎです。ふくらはぎは、しっかりめに圧をかけてマッサージします。下半身の血液を上半身に戻すポンプの役割がふくらはぎにはあるので、硬かったり痛かったりする場合は、丁寧に揉みほぐしましょう。
⑧次は膝の裏です。ここにも太い血管とリンパ節があるので、体育座りをして、膝の裏に両手の親指を深く入れて刺激していきます。
⑨太ももは股関節のほうに向けてクリームを塗って流していきます。そして股関節は握りこぶしで押しながら刺激を入れ、クリームも塗ります。その次はお尻です。太ももの後ろからお尻にかけてセルライトができている場合は念入りにマッサージしましょう。セルライトは血管やリンパから排出された老廃物と脂肪細胞が結合して肥大化したものなので、硬く冷えたお尻や腰痛の原因になったり、骨盤への血行不良やリンパの流れが悪くなったりしてしまいます。
⑩最後は背中です。肩甲骨の下あたりまでは下から、肩甲骨の上は、肩も含めて上から流すようにクリームを塗っていきます。ここまでやったら手のひらもじんわり温かくなっているはず。手のひらを背中から仙骨（腰のあたり）に当てて、卵巣や子宮に温もりが届くように温めてください。

ここまで、今より早起き、今より早寝、朝陽を浴びるなど、生活面からもさまざまな妊活についてお話ししてきました。妊娠しやすいカラダに整えるということは、子宮や卵巣だけに注目するのではなく、育卵に必要な栄養を食べ物から得て、呼吸、マッサージ、ストレッチなどを通してカラダと「体話」を重ね、血流、リンパなどの流れを良くして「巡らすチカラ」を養っていくことだと私は思います。

3か月後の妊娠を目指して、この本で紹介した妊活をすべて生活に取り入れたら、必ずカラダは変わります。育卵の効果も必ず出てくるものばかりです。しかし、それがストレスになりそうであればすべてをやる必要もありません。ただ、○○だけをちょこっとだけやるのは意味がありません。紹介した中から、あなたがやりたいと思ったこと、直感でやったほうがいいと思ったことから始めてみてください。それがあなたの卵子たちが必要とするもの、求めているものだったりします。それ取り入れたら、3か月間は続けてください。あなたの卵子は、あなたしか育てることはできません。あなたの「育卵スタイル」で大丈夫です。

あなたご自身のカラダと「体話」しながら、ゆくゆくわが子となるあなたの卵子と「対話」しながら、育卵生活を楽しんでいきましょう。

# 第6章

# 妊娠を導くためのマインドセット

# イメージした未来を引き寄せる

願いを叶えるための第一歩は「こうなる！」とはっきり決めること。可能な限り詳しくイメージすることです。今、あなたは妊娠して、幸せいっぱいのママになっている自分をイメージできますか？

**◆妊娠成立を実現するためのイメージ方法**

①まず、妊娠する！　と決める。
②リラックスした静かな環境の中で目を閉じて次のことをイメージする。
＊育卵生活を頑張った3か月後の自分はどんな気持ち？
＊育卵生活を頑張らなかった3か月後の自分はどんな気持ち？
＊妊娠判定が陽性になったのを確認した瞬間

＊妊娠が成立して赤ちゃんの心拍を確認できた瞬間　など

③②のイメージから、どこで、誰がいて、どんな表情で、あなたは何と言っているか、情景を具体的に詳細にリアルに思い浮かべ、書き出すか、絵を描いてみる。

④その瞬間の自分、その場にいる人の表情を思い浮かべ、どんな気持ちかじっくり感じる。

ポイントは、イメージをするだけではなく、今、目の前で起こっているかのようにその心情を感じること、ワクワクすることです。その気持ちをどっぷりと味わうことが実現への近道ともいわれています。毎日、夜寝るとき、朝目覚めたときにやってみましょう。このイメージングがあなたの潜在意識に働きかけてくれるのです。

私は、このイメージングはとても大事だと思い、妊娠前には排卵、受精、着床、妊娠成立を、妊娠中には子宮の中の赤ちゃんの成長、メッセージ、そして出産シーンも含め自作のシナリオを書きました。宇宙を思わせるような音源に合わせて私の声で録音したので、何人かの相談者に聴いてもらったことがあります。これを聴いて、出産シーンでは誰が周りにいて、どんなお産をして、生まれてきた子どもは男の子か女の子か、立ちあったパートナーの表情はどんな感じだったとか、わが子を初めて胸に抱いた瞬間の感触、気持ちなど、十分にイメージできた方は、ほぼ妊娠されていました。逆に、イメージしたくない、イメージできないという方は、妊娠に対して心の奥底にブロックがあるのかもしれません。個別相談で、この方の心のブロックはこれではないかと感じた例や、その改善策をいくつか挙げてみます。

＊もう年齢的に無理だと思う ↓ 年齢のせいで妊娠できないというブロック。

＊妊活（不妊治療も含める）でお金を無駄にしたくない ↓ 無駄にしないためにどうしたらいいか知り、行動することで改善。

＊太っている、内膜症があるから無理だと思っている ↓ 体型や病気のせいで妊娠できないというブロック。体型が元凶ではない。太っている原因が（疾患も含め）あるはず。そこを改善する。病気に関しては、その疾患の治療も含め、婦人科でなく不妊治療専門の医師に相談。

＊パートナーが協力してくれない、逆に積極的過ぎる ↓ 協力してくれないと決めつけている。協力してくれるように根回しするのが面倒、疲れる。プレッシャー。子どもが

できても、大変な思いをするのは自分だけではないかというブロック。

＊頑張っているのに、どうして結果が出ないんだろう　↓　結果が出ない、やっても無駄というブロック。頑張り方を変えてみる。頑張れないことを自分に許す。妊娠を自然にまかせてみることが改善となる。

マインドブロックが妊娠を遠ざけていることもあります。うまくイメージできなくてもいいのです。私が妊活をサポートして43歳でご妊娠されたAさんのお話です。「妊娠を導くためのマインドセット」の参考にしてみましょう！

Aさんから初めて個別相談を受けたとき、「どうしたら妊娠するでしょうか？　やっぱり、この年齢で妊娠するのは無理なのでしょうか？」と言っていました。ご自身が妊娠しているイメージがなかなかできなかったようです。私は1日かけてAさんが妊娠成立するために必要なことのすべてをレクチャーした後、もう一度こう聞きました。

「これがAさんに必要な妊活です。私がお伝えしたすべての妊活を完璧に3か月やり続けたときの自分と、同じ3か月間、年齢的に無理だろうな……と思いながらなんとなく妊活をしたときの自分を、それぞれ想像してみてください。それぞれどんな気持ちになっていますか？　その気持ちを十分に感じたとき、Aさんは何を思いますか？」

Aさんは少しの間、目を閉じて黙っていました。そして、こう言ったのです。「私は、どんな結果になろうと、後悔だけはしたくありません。3か月間、やれることをとことんやってみます！」。Aさんが「妊娠したい！」から「妊娠する！」と覚悟を決めた瞬間でした。


その日から、3か月間、Aさんは驚くほど徹底的に妊活を頑張りました。毎日3回の食事の写真と、就寝時間、起床時間、体温、排尿排便の有無を毎朝私に報告し、私からも毎回アドバイスを伝えました。食事内容などはすべて育卵日記としてノートに記録。

採卵、受精、凍結、移植と治療が進むたび、私はいつもAさんに「自分と、今まで手塩にかけて育てた卵子ちゃんたちを信じてね」と声をかけました。そのたびにAさんからは、「大丈夫です！　妊娠する気しかしません」という言葉が返ってきました。そして、個別相談から3か月後、見事、妊娠しました。そのときの言葉です。

「先生のおかげで妊娠できました！　いつも、妊娠したら先生にこの子をとりあげてもらおうとイメージしていました。本当に、ありがとうございます！」

## 「妊娠したい！」から「妊娠する！」へ マインド構築７ステップ

前ページまでのＡさんのストーリーには、妊娠を導くためのマインドを構築する７つのステップがあります。

①**【焦り・不安】** どうしたら妊娠する？　このままでは妊娠できない、自分に合う方法を知りたい　↓　個別相談に申し込む。

②**【know & understand】** 妊娠するために最低限必要な正しい知識、情報を得る　↓　個別相談でレクチャーを受ける。

③**【How toを知る・明確にする】** 妊娠成立のために具体的に何が必要か行動レベルで知る　↓　自分に必要な妊活が明確に。

④**【覚悟を決める】** ３か月後の自分をイメージして覚悟する　↓　ゴールまでの具体的イ

メージができて行動欲・達成欲が高まる。

⑤**【Action】**即行動！　↓　悩む前に行動する、行動に移さなければ何も始まらない。

⑥**【Do! Do! Do!】**３か月間は感情に振り回されず淡々と実施　↓　自分軸を持つ、自分のあたり前の基準が上がる。

⑦**【あなたの妊娠を導くマインドセット完成！】**自分と卵子を信じる強さ、ブレない自分になる　↓　育卵日記の効用、毎日のイメージング、卵子との対話。

私が妊活にかかわってきた相談者の大半の方は、①～③までの情報をインターネットで得ていました。多くの情報に翻弄され、自分に必要な妊活が明確になる前に、無駄に時間とお金を使っている方がほとんどでした。ここをいかに時間短縮できるかが、妊娠成立までの道のりを決めるといっても過言ではありません。そして、④覚悟を決めるのです。覚悟を決めた人は強いです。相談者からは「３か月間だけ、と思って頑張りました」「４か月後には妊娠している、１年後には赤ちゃんが自分のところに来てくれる、そう思ったら頑張れました」という言葉が聞かれました。

## 信じるチカラ、すべてを受けいれる勇気を持とう

不妊治療が確立するまで、妊娠は自然の摂理に基づくものとされてきました。そのため今でも、不妊治療は自然の摂理に逆らうものだと考える人もいます。妊娠が自然の摂理に基づくものとされてきたのは、妊娠・出産が目に見えない世界だからなのでしょう。卵巣の中で卵子が順調に育っているか、精子とめぐり会って受精卵になっているか、着床しているかなど、妊娠はエコーなどで視覚化する以外には目で確認できません。目で確認できたら、どれだけ安心できるか。採卵、受精、移植、着床の判定のたびに不安になるのも、目に見えない、何が起こっているかわからないのですから、当然だと思います。

私は相談者の方の治療が進むたび、「自分と卵子ちゃんを信じてね。私も信じている」という言葉をかけています。

「自分を信じる」とはどういうことでしょうか。なかなか妊娠成立に至らないと、何を信じればいいのかわからなくなるときもあるでしょう。自分を信じる力＝自信とは、自分に対する肯定的な「解釈」や「思い込み」に過ぎません。例えば「今回は頑張らなかったから妊娠は無理かな」という思いは「頑張らなかった」という解釈と、「無理かな」という思い込みです。妊娠に対しての心のブロックも解釈や思い込みから生まれます。

どうしたら自信が持てるようになるでしょうか。人は「○○だから大丈夫」と自信を持つために根拠を必要とします。しかし、妊娠に関しては根拠があっても100％大丈夫とはいえません。大学受験と同じように考えてもらえばわかりやすいでしょう。受験前は合格を手にするために勉強します。勉強した期間や時間は個々で異なりますが、やってきた内容、その学校に入りたい気持ちの度合いで受験当日をどのような気持ちで迎えるかが違うと思います。数日勉強したくらいで「受験勉強をした」とは言えませんし、「合格するかな？」と心配しながら次々とやることを変えていては実力がつきません。やると決めたことをある程度集中して継続することが必要でしょう。受験日と同じように、排卵・治療当日、「やることはやってきたから大丈夫！」と思えるくらい自信が持てたら最高ですね。

では、しっかりやってきているのに自信が持てないときは、どのような心持ちで臨めばいいのでしょうか。「やれることはやった」という達成感と納得感を持ち、「だから大丈夫。あとはそんな自分と卵子ちゃんを信じよう」という「信じるチカラ」と、その気持ちに加えて「結果がまだ出ていないうちから心配しても仕方がない。どんな結果であろうとすべてを受けいれるしかない」という気持ちが大切だと私は思います。私が相談者の方に「私も信じている」と言えるのは、その方が日々どのようなマインドで、どれくらい頑張ってきたかを知っているからです。

信じるチカラをパワーアップさせるいい方法があります。それは育卵日記です。イメージの中で卵子と対話するのです。妊娠するために自分が実施したこと、卵子へのメッセージを書き留めておきましょう。育卵日記におすすめのアイテムは、見開きにすると左ページが週単位のスケジュール、右ページがメモになっているB6サイズのビジネス仕様のスケジュール帳です。左ページには起床時刻から食事内容、育卵生活の一環としてその日にやったことを書きこみます。項目ごとに文字の色を変えたり、睡眠時間などに色を塗ったりしてもカラフルになって素敵です。余白には、体温、排泄、タイミング、治療内容などを書きこみます。右ページには卵子との対話や、メッセージを書きます。

育卵日記のいいところは、やってきたことや心情を「見える化」できること。左ページが埋まってくると頑張っている感がぐんと高まります。右ページの「卵子へのメッセージ」を書くときのポイントは、「ママ」「お母さん」など、わが子が生まれてきてから呼んでほしい呼び方で書きましょう。「○○ちゃん、今朝のパパとのお散歩は気持ちよかったね。また3人でお散歩しようね」といった感じです。「○○ちゃん」といった感じで、卵子に名前をつけてもいいですね。最初は「○○ちゃん、愛しているよ」だけでもいいのです。何を書くかは自由ですが、愚痴や自己否定は書かず、書くにしても「今日、生理が来て思わずママ泣いちゃった……。今日だけは落ち込ませて(涙) 明日から○○ちゃんに『ごきげんよう』するからね」といった感じで、前向きな言葉で終わるのがいいでしょう。

育卵日記をつけると、「これだけやってきたんだから大丈夫」という根拠になり、自信につながります。落ち込んだときに読み返してみると勇気をもらえるでしょう。書きたくないときはお休みしてもいいのです。あなただけのオリジナルの育卵日記をはじめてみませんか?

# 夫婦の温度差を感じているあなたへ

私は、今までひとりで頑張って、辛い思い、寂しい思いをされている女性を多く見てきました。その原因のひとつが妊活による夫婦関係の変化です。妊娠・出産についての意識は、男女間でかなり温度差があるのは事実です。その温度差が妊活、妊娠・出産・育児を通してどんどん広がってしまっては、望みどおり妊娠してわが子が誕生しても、思い描いていたような幸せは得られないかもしれません。そうならないためにも、妊活を始めようと思ったとき、治療のステップアップを考えたとき、妊娠成立までのさまざまな局面で、パートナーとコミュニケーションをとっていくことが大切です。

そのためには、妊娠成立を目指すにあたって、一番根っこになるのは夫婦の話し合い（私は「話し愛」といっています）。どれだけ本気で赤ちゃんが欲しいと思っているかという本気度のコンセンサスを得ることが大事です。あなたの「赤ちゃんが欲しいな」に対してパートナーが「そうだね、欲しいね」くらいで終わってしまうのはよくあること。でも、この言葉だけではパートナーがどれくらい本気で赤ちゃんを望んでいるのかわかりません。

どうしたらパートナーの本気度がわかるでしょうか。これから妊活を始めようというご夫婦と、すでに不妊治療を行っていて体外受精までステップアップされているご夫婦では、本気度を確かめる話し合いの内容は違いますが、「①いつまでに子どもが欲しい？」「②どうして子どもが欲しい？」「③不妊治療をどう思う？」「④どこまで頑張る？」の4つは共通して押さえておきたいところです。

「いつまでに子どもが欲しい？」という質問は、これから、妊活を本格的に始めようと考えている方や、ステップアップを考えている方におすすめです。この本を手にしているあなたはおそらく「今すぐに欲しい！　できるだけ早く欲しい！」と思っているのではないでしょうか。では、パートナーはどうでしょう。答えによっては、いつから不妊治療を始めるかも変わってきますし、どれくらい子どもを欲しいと思っているかという本気度がわかります。この本気度は妊活中の夫婦間の温度差に比例しています。本気度はパートナーにあればあるだけいいのかというと、それも違います。ベストなのは夫婦で同じくらいの本気度であること。つまり、あなたがパートナーの反応を見て安心するくらいがいいのです。どちらかが本気になり過ぎて相手がプレッシャーを感じてしまってはいけません。パートナーの反応を目安に、これからの妊活のステップアップを決めていきましょう。

「いつまでに子どもが欲しい？」の問いに対するパートナーの反応を3つに分けました。本気度が高いアンサーからお話ししましょう。

ベストアンサーは「もちろん、今すぐにでも欲しいと思っているよ。だから、何でも話してね！」。あなたも「ありがとう！　協力が必要なときは相談させてね」でしょう。こんなにスパッと答えてくれたらいいのですが、こんな人はそういません。「今すぐにでも欲しい！」と言ってくれたらそれだけで二重丸です。不妊治療のことも話しやすくなりますね。

「40歳までかな」とか「2、3年のうちかな」と具体的に数字で答えたときは、その理由を聞いてみてください。パートナーなりの考えや都合があるかもしれません。そのお話は妊活と同じくらいか、それ以上に大切な話かもしれません。ほとんどの男性にとって、よほどのことがない限り、仕事より妊活の優先順位が高くなることはありません。しかし、あなたにとっては「妊活を始めよう！」と思ったそのときから、妊娠は何よりも大事なことになっています。ただ、この場合、パートナーの都合ばかり優先していては、どんどん妊娠が遠ざかるので、現在の日本人の妊娠・妊活状況をきちんと説明し、パートナーの仕事も考慮しながら、妊娠を目指す必要があります。妊活とワークライフバランスは、男性にとっても大切な話ですね。

最後に「そのうちきてくれるんじゃないの」などと漠然とした答えを言われたときについて。実はこの答えの場合には、ふたつのパターンがあります。子どもができたらいいとは思うけれど、一緒に受診したり積極的に妊活したりしてまでは欲しくないパターン。もうひとつは、すぐにでも欲しいと思っているけれど、知識がないために何をすればいいかわからないパターンです。前者と後者では本気度がまったく違います。

どちらのパターンなのかを見極めるには、まず現在の日本の妊娠、不妊治療も含めた妊活の現状と情報をお伝えしてください。年齢を重ねるほど時間とお金がかかり妊娠成立への道が厳しくなること、卵子の質を考えると妊娠は1か月でも早いほうがいいこと、妊娠は月1回しかチャンスがなく毎月が勝負であること。感情的にならず淡々と話しましょう。そして「だから、私はすぐに妊活を始めたいと思っている。あなたの赤ちゃんがすぐにでも欲しいと思っている」と伝えてください。ここまで説明すれば、それに対するパートナーの反応で、本気度がわかると思います。知識がなかっただけのある男性がこう言っていました。「今まで現状を知らなかったからすごく楽観的に考えていました。でも、明日から妻と頑張ります」。現状を知らなかったからその気にならなかったし、漠然としか考えられなかったけれど、きちんと情報を得れば本気度がグッと上がり、妊活に協力するようになることもあるのです。

もうひとつ、お伝えしたいことがあります。パートナーとのコミュニケーションのゴールデンルールともいえることです。妊活の段階によってパートナーに「①どのタイミングで」「②どうやって」「③どの順番で」「④何の話を」切り出すかということにおいて、夫婦間で報告・連絡・相談（ホウレンソウ）を大切にして、情報・状況・状態の共有をします。気持ちよく妊活に協力してもらえば、妊娠するマインドも強くなります。

あなたの妊活プランを一方的に話す報告はNG。大切なのは「相談」です。相談という話し合いの形をとり、先にパートナーから答えを出してもらうようにするのです。あなたが一方的に話さないこと。パートナーにいったん考えてもらい、意見を聴くのです。大多数の男性は女性より考えていないので、女性が先に考えを話してしまうと「そうだね。それでいいんじゃない」と、あまり考えないまま聞き流されてしまいます。この「いいんじゃない」は「100%同意している」わけではありません。その勘違いが、夫婦間の温度差、すれ違いにつながります。相談というスタンスをとることで先にパートナーに考えてもらい、考えを話してもらう、その後であなたの意見を聴いてもらう。これが夫婦の話し合いのゴールデンルールなのです。

また、妊娠・出産においては、埋めがたい男女の考え方の差、能力の差、感性の差があります。男女で差があるのが当然と思っているほうがストレスを抱えずにすむかもしれませんし、コンセンサスも得やすいと思います。

男女で考え方・能力・感性にどのような差があるかというと、男性は女性に比べて、①察する能力がない、②面倒くさがり屋、③結果までを論理的に考える、④プライドが高い、

⑤デリケート、という5つの特徴が挙げられます。妊活中のコミュニケーションにも影響してくる①~③について少し詳しくお話ししましょう。

**①察する能力がない**――「こうして欲しいなあ」「こんなふうにしてくれるだろう」と期待しても、パートナーには察する能力がないので、望んでいるような言葉がけや行動はなかなか実施してくれません。

**②面倒くさがり屋**――仕事で時間に余裕がないパートナーも多いと思いますが、たとえ時間に余裕があっても、家ではくつろぎたい、落ち着いて過ごしたいと思っている人は多いもの。そこに妊活の話を持ちだされてもピンときませんし、それどころか「面倒くさいな」と思ってしまう方も多いものです。また、次の③とも関係しますが、夫婦間のホウレンソウでは「いつ」「どこで」というポイントを押さえて的確に伝えなくてはいけません。話が長いだけでも「面倒くさいなあ」と思われてしまいます。

**③結果までを論理的に考える**――何か結果を目指すとき、女性は結果だけでなくプロセスをどんな気持ちで経験したかも重視するものですが、男性はとにかく結果だけを重視します。男性にとっては「結果を得るために、どんなプロセスが必要か」が重要なのです。

妊娠について女性と男性で温度差が生じるのはなぜか。女性にとっては自分の身に起きていることであり、その変化に感情も動くので当事者意識であるのに対し、男性は、あくまでも女性を通してしか体感できないというのが大きな原因です。なおかつ、察する能力が乏しいと、辛い、寂しい、悲しいなどの感情に寄り添うことが難しくなるのです。パートナーなりに頑張って支えているつもりでも、あなたにはそれが伝わらないということもあるかもしれません。

ひとつアドバイスするとしたら、「自分の傾向として起こりやすいこと」、妊活中においては、「自分はなかなか妊娠しにくいかもしれない。だから不妊治療のクリニックを受診して、その結果によっては治療が必要になるかもしれない」「今回はホルモン値があまりよくないから、もしかしていい卵子を採卵できないかもしれない」など、パートナーに先に説明しておきましょう。そして「そんな状況のときには、こういうふうにしてほしい」と伝えておくことです。そばにいてくれるだけでいい、手を握ってほしいなど、具体的に伝えましょう。方向性を決めてあなたが主導権を握れば、うまく妊活に巻き込むことができますし、夫婦間の温度差を最小限にできると思うのです。

# 妊娠・出産は神の領域

助産師として働いてきて、これまでにたくさんの出産をお手伝いしてきました。出産のお手伝いをするたびに「私は奇跡のような出来事のお手伝いしている」と感じています。赤ちゃんの生命力、ママになる瞬間、夫婦愛、家族愛を目の当たりにして、一緒に涙を流してしまうこともあります。妊娠・出産は命がけのドラマ。何が起こるかわからないのです。どんな名医でも、素晴らしい技術のある助産師でも、助けられない命もあります。

妊娠成立も同じです。ひとつの卵子がひとつの精子と出会う確率は1200兆分の1。妊活はそのとてつもないドラマへの挑戦なのです。妊娠・出産は、まさに神の領域で「絶対」ということはありません。

また、この挑戦には、どんな結果であろうとゴールが来ます。そのとき「自分の挑戦は無駄でなかった」と思えるあなたでいてほしいのです。

私は、この本で、あなた自身の卵子を育むチカラ、妊娠・出産するチカラ、それらを最大限に発揮できるだろう方法をお伝えしてきました。この本を手にとってくださった方が幸せいっぱいのママになってほしい。そして、助産師として、妊娠・出産・育児が幸せの象徴であってほしいと願っています。

同時に妊活・妊娠・出産・育児は、夫婦の真価が問われます。この妊娠・出産・育児が幸せの象徴であるには、今、目の前にあるパートナーとの幸せが大前提です。

妊活から始まる妊娠・出産・育児を通して、しっかりご夫婦で向き合って欲しい。この後の「コラム　家族になろうよ（233ページ）」で出てくるような、「ふたり家族」を選択する幸せもあるのです。この妊活を通して、パートナーと「一生ものの夫婦」になって欲しいと願っております。

## ◆コラム◆赤ちゃんが雲の上に戻るとき

このコラムは、流産をどのように受けとめたらいいか、受けとめ方のひとつにこんな話があるというものとして読んでいただけたらと思います。

助産師という仕事柄、流産をなさったご夫婦に寄り添うことがあります。そんなとき、ご夫婦にするお話があります。

将来、生まれてくる赤ちゃんの魂は、雲の上からママとパパを見ています。早くママとパパのところに生まれたいなぁーって。でも、そのタイミングは、ママとパパが望んでいるタイミングと違うこともあります。

すべては、自分が生まれて、達成すべき目的をクリアできるベストタイミングがあって、そのタイミングが来るまでずっと待っているのです。いくらママとパパが切望しても、そのタイミングは譲りません。赤ちゃんはちょっと頑固なところもあるのです。

そして、そのベストタイミングは、たった一度のチャンスです。ドキドキ、ハラハラですよね。

中には、そのワンチャンスでママの子宮の中に入れるか不安になってしまう臆病な赤ちゃんの魂があります。そんな赤ちゃんの魂は、なんと、ベストタイミングでママの子宮に入れるように、子宮に入る練習をすることがあるんです。

その練習が、そう、流産。

ママ、パパ、がっかりさせてごめんなさい。悲しい想い、辛い想いをさせてごめんなさい。今度こそ、私のベストタイミングにしっかりママの子宮に戻ってくるからね。そのときがママとパパにとってもベストタイミングなんだよ。

だから、そのときが来るまで待っていてね。必ず、会いにいくからね。

## ◆コラム◆家族になろうよ

私は、福山雅治さんの『家族になろうよ』という曲が大好きです。この曲を初めて聴いたとき、思わず涙が流れてきたのを覚えています。少しだけ私の好きな歌詞の部分をいくつか抜粋してご紹介しましょう。

「100年経っても　好きでいてね」
選んでくれてありがとう
いつかあなたの笑顔によく似た男の子と　いつかわたしとおなじ泣き虫な女の子と
あなたとなら生きてゆける　しあわせになろうよ

唐突ですが、私は、離婚をしています。そして、15年以上前に卵巣と子宮を全摘出して妊娠できないカラダです。だから、離婚後「いいな」と思う人がいても、その人の子どもは産めないと思うと、その先に進む決心がなかなかつきませんでした。この気持ちは女としての価値を下げたと思いますし、女性としてかなりの喪失感を経験しました。

『家族になろうよ』の曲を聴いて、涙したのはそんなときです。

一番心に刺さったのは「いつかあなたの笑顔によく似た男の子と」というフレーズです。頭をよぎったのは、もし、また子どもを授かれるとしたら「愛する人によく似た男の子を産みたいなぁ」でした。愛する人によく似た男の子が生まれて、ちっちゃいパートナーがもうひとりいたら、どんなに幸せかなと思ったのです。

助産師という仕事を通して、たくさんの夫婦愛を見てきました。わが子の誕生がどれだけ素晴らしい経験か知っています。だからこそ、その感動を伝えたい！　わが子の誕生を望み、日々、妊活を一生懸命頑張っている女性にその感動を届けたい！　そんな気持ちから、妊活のサポートを始めました。

妊活している方、不妊治療を頑張っている方には、このような言葉は少しきつく感じるかもしれませんが、妊活ができるだけ、不妊治療を受けられるだけでも、本当は幸せなのかもしれません。病気で授かれないカラダであったり、経済的に諦めないといけない場合もあります。それに比べたら、妊活を一緒に頑張ってくれる、協力してくれるパートナーもいて、ふたりの赤ちゃんを授かる可能性はゼロではなく、可能性にかけて頑張れるチャンスがあるからです。

『家族になろうよ』の歌詞に「選んでくれてありがとう」というフレーズがありますが、女性にとって、自分を選んでくれたパートナーに感謝の気持ちを表す方法のひとつとして、愛する人、パートナーのために子どもを産むというのがあるのかもしれません。

そのような気持ちで妊活を始めた方、妊活を頑張っている方もいらっしゃるでしょう。妊活を始めたら、ゴールはもちろん、赤ちゃんを授かることであって欲しいと思いますが、それがすべてではないと私は思います。妊活・不妊治療・妊娠・出産は、夫婦愛の真価が問われます。特に不妊治療は、時間とお金の限界がある中、さまざまな葛藤があり、夫婦で向き合っていかなければいけない場面があります。その状況下、疲弊して離婚に至るケースもあるのです。ふたりの幸せのために妊活・不妊治療・妊娠・出産・育児を頑張ったのに、結果として、壊れていく夫婦、家族が多いのも事実です。しかし、この危機的状況の局面をひとつひとつしっかり夫婦で向かい合い、乗り越えた夫婦は、一生ものの夫婦になれる！　私はそう信じて、日々、応援しています。最初の一歩である妊活は、きっと、その夫婦愛の礎《いしずえ》となります。

「あなたとなら生きてゆける　幸せになろうよ」という歌詞のように、今、隣にいてくれる愛するパートナーと必ず幸せになってほしいのです。

SNSにこの投稿をしたとき、素敵なメッセージをいただきました。

「私たち夫婦は、10年近く妊活を頑張ってきました。この投稿を読んで、今となっては、その経験も幸せだったと再確認できました。ふたり家族という選択をして、今、幸せだと思っています。これからも私を選んでくれた主人に感謝の気持ちを伝えていきます！」

ふたり家族。ここにも素敵な家族のカタチがあるのだと感動したのを覚えています。

妊活から始めて、夫婦愛、家族愛の幸せなカタチを再認識していただくことを心から願っています。

# あとがき　そして、幸せいっぱいのママになる！

あなたは、どうして妊娠したいのですか？　赤ちゃんが欲しいから？　パートナーをパパにしたいから？　その目的を深く掘り下げていけば「赤ちゃんが生まれることで幸せになれる！　今よりももっと幸せになれる！」と思っているからではないでしょうか。そうであると願って、私も妊活のコーチやサポートをしています。

たくさんのお産のお手伝いをしてきましたが、妊娠・出産で繰り広げられるドラマはさまざまで、幸せなドラマだけが待っているわけではありません。流産・早産だけでなく、妊娠・出産自体が母子ともに命がけのことで、何が起こるかわかりません。妊娠・出産を無事に乗り越えれば幸せいっぱいの生活が待っているかというと、そう言い切れない現実があります。妊娠・出産によるダメージ、産後クライシス、ワンオペ育児、離婚、妊娠する前の女性の栄養状態、健康状態が子どもの健康に大きく影響する事実……。これらを目の当たりにして、何かできないかと思い「妊勝朝食」の発信を始めました。

女性がママになるには、いくつものクライシス（危機）があります。その最初のクライシスが不妊です。不妊というと辛くて苦しいマイナスのイメージがありますが、不妊だからこそ始める妊活によって、後々降りかかるかもしれない思いがけないクライシスを回避・軽減できると私はとらえています。不妊だからこそ、授かるために自分のカラダに目を向けて改善する、それが生まれてくるわが子の健康にもつながるからです。

また、妊活は女性だけが頑張っても意味がありませんから、夫婦関係も浮き彫りになります。妊活を夫婦で共に乗り越えることで夫婦関係が盤石なものになります。妊活を通して夫婦で気づき、学びを得て、その後のクライシスを一緒に回避・軽減していけるようになることから、「幸せな家族」の礎ができるのです。

残念なことに、この学びとなる知識や情報を得る手段として、大半の方がインターネットを使っています。ネットにはエビデンスに基づいた情報もある一方でそうでないものもあり、情報の氾濫が弊害となることもあります。もちろん、いくら完璧な妊活をしても、いくら不妊治療の名医にかかっても、100％の確率で妊娠するとは限りません。妊娠・出産は「神のみぞ知る領域」だからです。しかし、その領域に近づく方法はあり、それを知っているのが不妊治療を行う医師や専門知識を持ってサポートをしている専門家だと思います。その専門家の中で、誰を、何を信じていくか。それはあなたが選択することです。意味のない選択をして時間とお金を無駄にしないようにしましょう。

この本は子どもを望まれる方が授かり、「幸せいっぱいのママ」になる前提で書きました。もちろん、子どもがいるからこそ得られる幸せもたくさんあります。でも、子どもを産んだからこそ始まる苦悩もたくさんあるのが現実ですし、子どもがいる人生がすべてではないとも思います。あなたと目の前にいるパートナーの人生が幸せであってこその妊活・妊娠・出産であってほしいと切に願っています。

どうかこの本が、妊活を日々頑張っている方々に勇気や希望を与え、人生の岐路に立ったときの判断材料になりますように。これからも「妊勝朝食」を通して妊活のお手伝いができたらうれしい限りです。

２０２１年９月

浅野和代

著者　**浅野《あさの》 和代《かずよ》**

助産師。

大手求人広告会社で営業部隊を切り盛りする名庶務として活躍した後、結婚。ふたりの娘を出産。第一子の妊娠・出産時に育児の大変さに翻弄され、産前の母親教育の必要性を実感し、専業主婦から助産師を目指す。助産師となってから15年間で4,000人以上の赤ちゃんをとりあげてきた。

女性が母親になる過程におけるさまざまなクライシスを解決することに使命を持つ。最初に直面するクライシスである不妊を解決するにあたり「質の良い卵子を育てる＝育卵」という考えを提唱。妊娠成立だけでなく、妊娠中の子宮内環境が生まれてくる子の健康にも影響すると確信して活動している。現在は、助産師の経験や知識を活かして妊活中から出産後1歳の誕生日を迎えるまで女性に寄り添い、継続した学びとケアの場を提供。不妊に悩む女性に対しては「妊活コーチ」として活動し、多くの女性を妊娠へと導いている。Facebook や Instagram で妊活サポートの一環として「妊勝朝食」を投稿し続けている。また、大学生向けに「妊娠適齢期を含めた大学生のためのライフキャリアデザイン」をテーマに講師としても登壇している。

**浅野和代　妊活レッスン**　https://lit.link/ninkatu

# 本気《ほんき》で授《さず》かりたい人《ひと》のための妊活《にんかつ》レッスン

2021年11月22日　初版　第1刷発行

著　者　浅野《あさの》 和代《かずよ》
発行者　石井　悟
印　刷　大日本印刷株式会社
製　本　新風製本株式会社
発　行　株式会社自由国民社
〒171-0033 東京都豊島区高田3-10-11
営業部　TEL 03-6233-0781　FAX 03-6233-0780
編集部　TEL 03-6233-0786　URL　https://www.jiyu.co.jp/